Inhaltsverzeichnis

EINFÜHRUNG

Lupus ist eine chronische Autoimmunerkrankung, die Schmerzen und Entzündungen im ganzen Körper verursacht und am häufigsten Haut, Gelenke und innere Organe befällt. Wie andere Autoimmunerkrankungen entwickelt sich Lupus, wenn das Immunsystem versagt. Anstatt wie erwartet gegen Krankheiten und Infektionen anzukämpfen, greift der Lupus gesundes Gewebe an. Während Behandlungsmöglichkeiten viele

Symptome von Lupus lindern können, können Lebensstilentscheidungen – wie Ihre Ernährung – einen großen Einfluss darauf haben, wie sich Lupus auf Ihren Körper auswirkt. Es gibt jedoch keine festgelegte Diät für Lupus. Eine gesunde Ernährung kann bei der allgemeinen Behandlung der Krankheit enorm helfen. Sie sollten sich eine gesunde und ausgewogene Ernährung zum Ziel setzen, die frisches Obst und Gemüse, Vollkornprodukte und moderate Mengen mageres Fleisch und fetten Fisch umfasst. Aber welche Diät ist für jemanden mit Lupus die richtige? Und welche Nahrungsmittel sollten Sie vermeiden? Dieser Leitfaden soll Ihnen dabei helfen, mehr über die zu befolgende Diät, die zu essenden/vermeidenden Nahrungsmittel und darüber zu erfahren, wie Ihre Diät Ihnen dabei helfen kann, die Auswirkungen von Lupus in den Griff zu bekommen.

KAPITEL EINS

Was ist Lupus?

Lupus ist eine Krankheit, die auftritt, wenn das Immunsystem Ihres Körpers Ihre eigenen Gewebe und Organe angreift (Autoimmunerkrankung). Eine durch Lupus verursachte Entzündung kann viele verschiedene Körpersysteme betreffen – einschließlich Ihrer Gelenke, Haut, Nieren, Blutzellen, Gehirn, Herz und Lunge.

Es kann schwierig sein, Lupus zu diagnostizieren, da seine Anzeichen und Symptome oft denen anderer Krankheiten ähneln. Das auffälligste Zeichen von Lupus – ein Gesichtsausschlag, der den Flügeln eines Schmetterlings ähnelt und sich über beide Wangen ausbreitet – tritt in vielen, aber nicht in allen Fällen auf Lupus. Manche Menschen werden mit einer Neigung zur Entwicklung von Lupus geboren, die durch Infektionen, bestimmte Medikamente oder sogar Sonnenlicht ausgelöst werden kann. Auch wenn es kein Heilmittel gegen Lysen gibt, können Behandlungen helfen, die Symptome zu kontrollieren.

Die chronische Autoimmunerkrankung Lupus ist sehr rätselhaft. Es kann jeden zu jeder Zeit treffen (obwohl es am häufigsten bei Frauen im gebärfähigen Alter vorkommt). Die Ursache ist unbekannt. Und obwohl die Symptome von Lupus darin variieren können, wo im Körper sie auftreten und wie schwerwiegend sie sind, können sie ohne Vorwarnung kommen und verschwinden. Wenn Sie zu den 5 Millionen Menschen auf der Welt gehören, die mit Lupus leben, haben Sie wahrscheinlich mit Ihrem Arzt zusammengearbeitet, um festzustellen, welche Medikamente und Änderungen im Lebensstil erforderlich sind kann dazu beitragen, die Symptome so lange wie möglich in Schach zu halten und die Schübe in eine Remission zu versetzen. Ihre Ernährung gegen Lupus ist zwar kein Heilmittel, kann aber zu diesen Zielen beitragen. Lupus ist eine chronische Autoimmunerkrankung, die Entzündungen im gesamten Körper verursachen kann. Da es sich jedoch in erster Linie um eine lokalisierte

Erkrankung handelt, handelt es sich nicht immer um eine systemische Erkrankung.

Eine Autoimmunerkrankung ist eine Erkrankung, bei der das körpereigene Immunsystem für die Entzündung und den Abbau verantwortlich ist Es ist eine eigene Zelle. Manu reorle mit Lulus erlebt eine milde Version davon, aber es kann ohne richtige Behandlung schwerwiegend werden. Derzeit ist kein sicheres Mittel gegen Lupus bekannt. Die Behandlung konzentriert sich auf die Linderung der Symptome und die Reduzierung von Entzündungen.

Lupus ist eine chronische Autoimmunerkrankung, bei der das Immunsystem das körpereigene gesunde Gewebe und die Organe angreift. Je nach Patient kann Lupus schwere, hartnäckige Entzündungen hervorrufen, die sich negativ auf verschiedene Körperteile auswirken können. Bei Lupus-Patienten kommt es häufig zu Gewebeschäden, die das Herz, die Gelenke, das Gehirn, die Nieren, die Lunge und die endokrinen Drüsen (wie Nebennieren und Schilddrüse) betreffen. Obwohl nicht vollständig bekannt ist, warum dies geschieht, werden folgende Risikofaktoren für Lupus angenommen:

- Genetische Anfälligkeit, eine familiäre Vorgeschichte von Lupus oder anderen Symptomen einer Autoimmunerkrankung
- Eine Frau sein (90 Prozent aller Lupus-Patienten sind Frauen)
- Im Alter zwischen 15 und 45 Jahren ist die Wahrscheinlichkeit, Lupus zu entwickeln, bei Frauen in dieser Altersgruppe mit Abstand am höchsten
- Da sie afrikanisch-amerikanischer, asiatischer oder indianischer Abstammung sind, entwickeln diese ethnischen Gruppen zwei- bis dreimal häufiger Lupus
- Sich regelmäßig ernähren und Nährstoffdefizite haben
- Das Leaky-Gut-Syndrom
- Nahrungsmittelallergien und -empfindlichkeiten
- Toxizitätsexposition

Gesundheitsdienstleister kategorisieren normalerweise vier Lupus-Typen.

Systemischer Lupus erythematodes

Systemischer Lupus erythematodes (SLE) ist die häufigste Form von Lupus. Wenn Sie jemanden sagen hören, dass er Lupus hat, ist wahrscheinlich SLE gemeint. Der Name SLE kommt daher, dass die Krankheit typischerweise mehrere verschiedene Organsysteme Ihres Körpers befällt, darunter:

- Nieren
- Haut
- Gelenke
- Herz
- Nervensystem
- Lunge

SLE kann von leicht bis schwer reichen. Der Zustand verursacht Symptome, die sich mit der Zeit verschlimmern und dann wieder bessern können. Die Zeiten, in denen sich Ihre Symptome verschlimmern, werden als Schübe bezeichnet, während die Perioden, in denen sie sich bessern oder verschwinden, als Remissionen bezeichnet werden.

Diese Art von Lupus ist im Allgemeinen auf die Haut beschränkt. Sie kann Ausschläge und dauerhafte Läsionen mit Narbenbildung verursachen. Es gibt mehrere verschiedene Arten von kutanem Lupus, darunter:

- Akuter Hautlupus: Diese Art führt zum Auftreten eines charakteristischen „Schmetterlingsausschlags". Dabei handelt es sich um einen roten Ausschlag, der auf den Wangen und der Nase auftritt.

- Subakuter kutaner Lupus: Diese Art von kutanem Lupus verursacht einen Ausschlag, der rot und erhaben ist und sich hauptsächlich am Körper bildet. Er tritt häufig an Stellen auf, die dem Sonnenlicht ausgesetzt waren, und führt normalerweise nicht zu Narbenbildung.

- Chronischer Hautlupus: Diese Art verursacht einen violetten oder roten Ausschlag. Es ist auch gesund für Hautverfärbungen, Narbenbildung und Haarausfall. Möglicherweise sehen Sie es auch als diagnostizierten Lupus.

Während akuter kutaner Lupus erythematodes oft mit systemischem Lupus erythematodes einhergeht, betrifft subakuter und chronischer kutaner Lupus erythematodes nur die Haut.

Neugeborener Lurus

Diese Erkrankung ist äußerst selten und betrifft Säuglinge, deren Mütter bestimmte Autoimmunantikörper haben. Diese Autoimmunantikörper werden von der Mutter über die Plazenta auf den Fötus übertragen. Nicht alle Mütter, die diese Antikörper haben, haben Symptome von Lupus. Kurz gesagt, etwa 25 Prozent der Mütter, die ein Kind mit neugeborenem Lupus zur Welt bringen, haben keine Lupussymptome. Es wird jedoch geschätzt, dass 50

Prozent dieser Mütter innerhalb von drei Jahren Symptome zeigen werden.

Zu den Symptomen dieser Erkrankung gehören:

- Ein Hautausschlag
- Niedrige Blutverkaufszahl
- Leberprobleme nach der Geburt

Während einige Babys Herzfehler haben, haben die meisten Symptome, die nach einigen Monaten verschwinden. Allerdings können Autoantikörper (SSA/B) die Plazenta passieren und zu Störungen der Herzleitung (Herzblutung) führen. Patienten mit diesen Antikörpern müssen während der Schwangerschaft sehr genau überwacht werden, häufig durch Diagnose, einschließlich rheumatischer Erkrankungen Geburtshilfe (fötal-mütterliche Medizin).

Mit Medikamenten induzierte Lurs

Die Einnahme bestimmter verschreibungspflichtiger Medikamente kann zu medikamenteninduziertem Lupus (DIL) führen. DIL kann auch als medikamenteninduzierter Lupus erythematodes

(DILE) bezeichnet werden. DIL kann sich durch die langfristige Einnahme bestimmter verordneter Medikamente entwickeln, typischerweise schon nach nur wenigen Monaten der Einnahme eines Arzneimittels. Es gibt viele Medikamente, die zur Entwicklung von DIL führen können. Einige Beispiele sind:

- Antibiotika wie Terbinafin (ein Antimykotikum) und Rurazinamid (ein Tuberkulosemedikament)
- Gegenmittel wie Phenytoin (Dilantin) und Valproat
- Medikamente gegen Herzrhythmusstörungen wie Chinidin und Procainamid
- Arzneimittel gegen Bluthochdruck, wie Timolol (Timotíc , Istlol) und Hydroxyzin
- Biologische sogenannte Anti-TNF-Alpha-Mittel, auch bekannt als Infliximab (Remicade) und Anti-TNF-Alpha- Mittel (Enbrél).

Während DIL die Symptome von SLE nachahmt, betrifft die Erkrankung in den meisten Fällen normalerweise nicht die wichtigsten Organe. Allerdings kann es zu Pleuritis und Pleuritis kommen. DIL verschwindet normalerweise innerhalb von Wochen nach Absetzen der Medikamente, die zu einem Ossur geführt haben.

Zu den Symptomen von Lupus gehören üblicherweise Schwäche oder Müdigkeit, Kopfschmerzen, Gelenkschmerzen, Schlafstörungen, Verdauungsbeschwerden und Hautausschläge. Da einige Symptome schwer zu diagnostizieren oder zu behandeln sind, leiden die Patienten leider oft auch unter damit verbundenen emotionalen Symptomen. Stress, wie Angstzustände, Depressionen, Gedächtnisverlust und Schlaflosigkeit.

Die konventionelle Lupus-Behandlung umfasst in der Regel eine Kombination von Medikamenten, die zur Kontrolle von Symptomen verwendet werden, zusammen mit einer lebenswichtigen

Behandlung – Verbesserungen und entsprechende Übungen. Es ist nicht ungewöhnlich, dass Lockmitteln zahlreiche tägliche Medikamente verschrieben werden, darunter Kortikosteroide, NSAID-Medikamente usw Medikamente und sogar synthetische Hormonersatzmittel. Selbst wenn diese Drogen eingesetzt werden, wird es sich nicht darum bemüht, sie nicht zu tun, werden ich nicht so gut wie Lupus, zusammen mit der Verringerung seiner Symptome.

Lupus kann fast jedes Organ in Ihrem Körper befallen. Auch das Erscheinungsbild von Lupus ist von Person zu Person unterschiedlich. Beispielsweise hatte eine Frau mit Lupus geschwollene Knie und Fieber. Eine andere Frau ist ständig beunruhigt oder hat Probleme. Jemand anderes hatte Ausschläge. Im Laufe der Zeit können neue Symptome auftreten oder einige Symptome treten seltener auf. Lurus-Symptome kommen und gehen normalerweise auch, was bedeutet, dass man sie nicht immer hat. Lupus ist eine Krankheit mit

Schüben (die Symptome verschlimmern sich und man fühlt sich krank) und löst Schübe aus besser).

Nicht zwei Worte von lurus sind gleich. Anzeichen und Symptome können plötzlich auftreten oder sich schwerwiegend entwickeln, sie können gemildert oder schwerwiegend sein und können vorübergehend oder dauerhaft sein. Bei den meisten Erkrankungen mit Lupus handelt es sich um leichte Krankheitssymptome, sogenannte Fackeln, bei denen Anzeichen und Symptome auftreten Dann verbessern oder verbessern Sie sich sogar für eine gewisse Zeit. Lurus unterstützt mein Kommen und Gehen – und sie können sich im Laufe der Zeit ändern. Die von Ihnen genannten Anzeichen und Symptome von Lupus hängen davon ab, welche Körpersysteme von der Krankheit betroffen sind.

den betroffenen Körperteilen abhängen. Die bei Lupus auftretende Entzündung kann verschiedene Organe und Gewebe in Ihrem Körper betreffen, darunter :

- Gelenke

- Haut

- Herz

- Blut

- Lunge

- Gehirn

- Nieren

Die Symptome können je nach Person unterschiedlich sein. Sie können sein:

- Dauerhaft

- Plötzlich verschwinden

- Gelegentlich kommt es zu einem Aufflammen

Zu den häufigsten Anzeichen und Symptomen gehören:

- Muskel- und Gelenkschmerzen. Sie können Schmerzen und Steifheit mit oder ohne Schwellung verspüren. Dies betrifft die meisten Menschen mit Lupus. Häufige Bereiche für Muskelschmerzen und

Schwellungen sind Nacken, Oberschenkel, Schultern und Oberarme.

- Fieber. Fieber über 100 Grad Fahrenheit betrifft viele Menschen mit Lupus. Das Fieber wird häufig durch eine Entzündung oder Infektion verursacht. Lupus-Medikamente können bei der Behandlung und Vorbeugung von Fieber helfen.

- Hautausschläge. Sie können Hautausschläge an allen Körperteilen bekommen, die der Sonne ausgesetzt sind, wie z. B. Gesicht, Arme und Hände. Ein häufiges Anzeichen von Lupus ist ein roter, schmetterlingsförmiger Ausschlag auf Nase und Wangen.

- Brust. Lupus kann eine Entzündung der Lungenschleimhaut auslösen. Dies kann zu Brustschmerzen beim Atmen führen.

- Haarausfall. Patchu oder kahle Stellen sind häufig. Haarausfall kann auch durch einige Medikamente oder einen Befall verursacht werden.

- Sonnen- oder Lichtempfindlichkeit. Die meisten Menschen mit Lupus sind lichtempfindlich, ein Zustand, der als Lichtempfindlichkeit bezeichnet wird. Lichteinwirkung verursacht bei Luru in manchen Fällen Hautausschlag, Fieber, Müdigkeit oder Gelenkschmerzen.

- Nierenprobleme. Die Hälfte der Menschen mit Lupus haben auch Nierenprobleme, die als Lupus-Nervitis bezeichnet werden. Zu den Symptomen gehören Gewichtszunahme, geschwollene Knöchel, hoher Blutdruck und eine verminderte Nierenfunktion n.

- Wunden im Mund. Diese Wunden, auch Geschwüre genannt, bilden sich meist auf dem Gaumen, aber auch auf dem Gaumen, in den Wangen usw die Wangen. Es kann sein, dass es keinen Regen gibt, oder Sie haben möglicherweise Schmerzen oder einen trockenen Mund.

- Längere oder extreme Müdigkeit. Möglicherweise fühlen Sie sich müde oder erschöpft, auch wenn Sie ausreichend Schlaf haben. Müdigkeit kann auch ein Warnsignal für einen Lupusschub sein.

- Anämie. Müdigkeit kann ein Zeichen für Anämie und eine Erkrankung sein, die auftritt, wenn Ihr Körper nicht über rotes Blut verfügt, um Sauerstoff durch Sie zu transportieren.

- Gedächtnisprobleme. Manche Menschen berichten von Problemen mit Vergesslichkeit oder Gedanken.

- Blutgerinnsel. Möglicherweise besteht bei Ihnen ein erhöhtes Risiko für Blutgerinnsel. Dies kann zu Blutgerinnseln in den Beinen oder Lungen, Schlaganfall, Herzinfarkt oder wiederholten Fehlgeburten führen.

- Augenkrankheit. Sie können trockene Augen, Augenentzündungen und Augenlidausschläge bekommen.

Was sind die ersten Symptome?

Die Symptome von Lupus beginnen normalerweise, wenn Sie das Erwachsenenalter erreichen. Dies kann zwischen Ihren Teenagerjahren und bis in Ihre 30er Jahre hinein der Fall sein. Einige frühe Anzeichen sind:

- Müdigkeit
- Fieber
- Ausschlag
- geschwollene Gelenke
- trockener Mund oder trockene Augen
- Haarausfall, vor allem bei Ratten, der auch als Alorese bezeichnet wird
- Probleme mit Ihrer Lunge, Ihren Nieren, Ihrer Schilddrüse oder Ihrem Magen-Darm-Trakt

Diese ähneln den Symptomen anderer Erkrankungen, so dass das Erleben dieser Symptome nicht unbedingt bedeutet, dass Sie Probleme haben. Es ist jedoch wichtig, eine Vereinbarung mit Ihrem Arzt zu treffen, um diese zu besprechen.

Lupus wird durch ein komplexes Zusammenspiel von Genen, Hormonen und Umweltfaktoren verursacht. Wenn Patienten zum ersten Mal Anzeichen von Lupus zeigen, werden sie oft gefragt, ob sie ein Familienmitglied – eine Mutter, eine Tante, eine Schwester oder einen anderen Verwandten – mit haben Lupus oder eine andere Autoimmunerkrankung. Die Forscher wurden erstmals auf die Verbindung zwischen Genen und Lupus aufmerksam, weil Lupus gehäuft in Familien auftritt und die Krankheit in bestimmten ethnischen Gruppen weiter verbreitet ist. Beispielsweise ist das Risiko, an Lupus zu erkranken, bei mehreren Personen mit dieser Krankheit etwa 20-mal höher als bei der Gesamtbevölkerung. Darüber hinaus ist es wahrscheinlicher, dass selbst gesunde Familienangehörige von Menschen mit Lupus in mehreren Lupus-bezogenen medizinischen Tests positiv getestet werden. einschließlich ANA und dem falsch-positiven Test auf Sulfide. Das Vorhandensein von Genen, die eine Person für

Lupus prädisponieren, bedeutet jedoch nicht zwangsläufig, dass die Person auch an der Krankheit erkranken wird. Obwohl Forscher davon überzeugt sind, dass Lupus sowohl genetische als auch umweltbedingte Auslöser hat, können sie nicht feststellen, welcher Faktor die Krankheit in Gang setzt oder wie genau diese beiden Elemente zusammenwirken. Die Forschung in beiden Bereichen soll Licht auf dieses Thema bringen.

Lupus ist eine dieser mysteriösen Krankheiten, über die sich die Ärzte noch nicht im Klaren sind. Niemand weiß genau, wie oder warum es auftritt. Die meisten Experten glauben jedoch, dass Lupus durch eine Kombination von Genetik und Umweltfaktoren verursacht wird – das heißt, Dinge, die Sie kontrollieren und kontrollieren können. Es gibt verschiedene Arten von Lupus, jede mit leicht unterschiedlichen Auslösern und Symptomen. Forscher wissen nicht genau, was Lupus verursacht, aber wir wissen, dass Genetik eine Rolle spielt und dass sie bei Frauen viel häufiger vorkommt.

Während Gesundheitsdienstleister nicht genau wissen, was Lupus verursacht, denken Sie, dass es sich möglicherweise um eine Kombination vieler zugrunde liegender Faktoren handelt. Dazu gehören:

Hormone sind die Botenstoffe des Körpers. Sie regulieren viele Körperfunktionen. Da neun von zehn Lupus-Fällen bei Frauen auftreten, haben Forscher den Zusammenhang zwischen Östrogen und Lupus untersucht.

Während sowohl Männer als auch Frauen Östrogen produzieren, ist seine Produktion bei Frauen viel höher. Manu-Frauen haben mehr Lupus-Symptome vor der Menstruation und/oder während der Schwangerschaft, wenn die Östrogenproduktion hoch ist. Dies kann darauf hindeuten, dass Östrogen in gewisser Weise den Schweregrad von Lupus reguliert. Allerdings konnte kein kausaler Zusammenhang zwischen Östrogen, etwa einem anderen Hormon, und Lupus nachgewiesen werden. Und Studien an Frauen mit Lupus, die Östrogen entweder in Form von Antibabypillen oder als medikamentöse Therapie einnehmen, haben gezeigt, dass es zu keinem Anstieg kommt erhebliche Krankheitsneigung. Forscher konzentrieren sich jetzt auf Unterschiede zwischen Männern und Frauen, die über den Hormonspiegel hinausgehen, was erklären könnte, warum Frauen anfälliger für Läusen und andere sind Autoimmunerkrankungen.

Forscher haben inzwischen mehr als 50 Gene identifiziert, die sie mit Lupus in Verbindung bringen. Diese Gene kommen bei Menschen mit Lupus häufiger vor als bei Menschen ohne diese Krankheit, und obwohl bei den meisten dieser Gene nicht nachgewiesen werden konnte, dass sie Lupus direkt verursachen, wird angenommen, dass sie dazu beitragen. In den meisten Fällen reichen die Gene nicht aus. Dies ist insbesondere bei Zwillingen der Fall, die in derselben Umgebung aufwachsen und dieselben Merkmale geerbt haben, von denen jedoch nur einer an Lupus erkrankt. Wenn jedoch einer von zwei eineiigen Zwillingen an Lupus erkrankt, besteht ein erhöhtes Risiko, dass auch der andere Zwilling an der Krankheit erkrankt (30 % Wahrscheinlichkeit bei eineiigen Zwillingen, 5–10 % Wahrscheinlichkeit bei zweieiigen Zwillingen).

Lupus kann sich bei Menschen entwickeln, ohne dass es in der Familie davon bekannt ist, aber es ist wahrscheinlich, dass bei einigen Familienmitgliedern auch andere Autoimmunerkrankungen auftreten. Bestimmte ethnische Gruppen (z. B. afrikanische, asiatische, hispanische/lateinamerikanische, indianische, hawaiianische oder pazifische Abstammung) haben eine Höheres Risiko für die Entwicklung von Lupus, das möglicherweise mit den Genen zusammenhängt, die sie gemeinsam haben.

Umfeld

Die meisten Forscher gehen heute davon aus, dass ein Umweltwirkstoff, beispielsweise ein Virus oder möglicherweise eine Chemikalie, zufällig auf ein solches gestoßen ist individuell, soll die Krankheit auslösen. Forscher haben noch keinen geeigneten

Umweltwirkstoff identifiziert, aber die Hypothese bleibt wahrscheinlich. Während die Umweltelemente, die Lupus auslösen und Ausbrüche verursachen können, nicht vollständig bekannt sind, wird am häufigsten ultraviolettes Licht (UVUVA) genannt. Infektionen (einschließlich der Auswirkungen des Epstein-Barr-Virus) und Kontakt mit Kieselsäurestaub in landwirtschaftlichen oder industriellen Umgebungen.

Weitere Beispiele für mögliche Umweltauslöser sind:

- Ultraviolette Strahlen der Sonne und/oder Leuchtstofflampen
- Sulfa-Medikamente, die eine Person empfindlicher gegenüber der Sonne machen, wie zum Beispiel: Bactrim® und Sertra® (Trimethorim- Sulfamethoxazol); Sulfisoxazol (Gantrisin®); Tolbutamid (Orinase®); Sulfasalazin (Azulfidine®); diuretisch

- Sonnensensibilisierende Tetracyclin-Arzneimittel wie Minocilin (Minocin®)
- Penísillin oder andere Antibiotika wie: Amoxillin (Amoxyl®); Amrisillin (Amrsillin Sodium ADD-Vantage®); Sloxacillin (Cloxaren®)
- Infektionen, Erkältungen oder Viruserkrankungen
- Erschöpfung
- Emotionale Belastungen wie Scheidung, Krankheiten, Tod in der Familie oder andere Komplikationen im Leben
- Alles andere, was eine Belastung für den Körper darstellt, wie z. B. eine Operation, körperliche Schäden, Verletzungen, eine Schwangerschaft oder eine Geburt

Es ist auch möglich, dass Sie keine der bekannten, hier aufgeführten möglichen Ursachen von Lupus kennengelernt haben und diese dennoch festgestellt haben.

Lupus ist eine Art Autoimmunerkrankung. Das bedeutet, dass das Immunsystem Ihres Körpers gesundes Gewebe und Organe angreift, anstatt nur fremde Substanzen anzugreifen, die Ihrem Körper schaden könnten. Die Krankheit kann schwerwiegende Schäden an verschiedenen Körperteilen verursachen, unter anderem an Gelenken, Haut, Herz, Blutgefäßen, Gehirn, Nieren, Knochen und Lunge.

Integumentäres System

Bei den meisten Menschen mit Lupus treten im Verlauf der Krankheit Hautprobleme auf. Hautbefall und Symptome können je nach Lupus-Typ und Aktivitätsgrad variieren. Eines der verräterischen Anzeichen von Lupus ist die Entwicklung eines Ausschlags im Gesicht. Rötungen bedecken Nase und Wangen und sehen aus wie ein Schmetterling. Der Ausschlag wird allgemein als Schmetterlingsausschlag bezeichnet und tritt normalerweise im Gesicht auf, kann aber auch an den Armen, Beinen oder an anderen Stellen des Körpers auftreten.

Lupus führt außerdem dazu, dass Ihre Haut empfindlicher auf die Sonne oder künstliches UV-Licht reagiert. Ungeschützter Sonnenaufenthalt kann ringförmige Flecken verursachen, die rot und rötlich werden können. Diese können sich auf Ihrer Kopfhaut und Ihrem Gesicht oder an anderen Stellen bilden, die der Sonne ausgesetzt sind, wie z. B. Ihrem Hals oder Ihren Armen. Geschwüre oder Wunden können sich in Ihrem Mund, an der Wange oder am Zahnfleisch bilden. Sie können sich auch auf Ihrer Nase, Ihrer Kopfhaut oder Ihrem Vaginalgewebe bilden. Diese Wunden tun möglicherweise überhaupt nicht weh oder fühlen sich an wie eine Krebswunde. Sie sind Anzeichen einer Entzündung durch die Krankheit und können unangenehm sein.

Das Sjögren -Syndrom tritt häufig bei Menschen mit Autoimmunerkrankungen wie Lupus auf. Es führt dazu, dass sich Ihr Mund und Ihre Augen sehr trocken anfühlen. Es könnte sein, dass Sie

Schwierigkeiten beim Sprechen oder Schlucken haben oder juckende, brennende Augen haben. Trockener Mund kann auch zu einem höheren Risiko für Karies führen, da Speichel dabei hilft, Ihre Zähne vor Bakterien zu schützen. Die Hohlräume treten am Zahnfleischrand auf und können ein starker Hinweis auf die Diagnose eines Sjögren-Syndroms sein .

Manche Menschen mit Lupus leiden unter Alopezie oder Haarausfall. Lupus kann dazu führen, dass das Haar trocken oder brüchig wird. Das Haar kann brechen oder ausfallen, insbesondere an der Stirn. Das Haar kann nachwachsen oder Sie haben dauerhaft kahle Stellen.

Endokrines System

Der Bauchspeicheldrüse ist eine Drüse hinter dem Magen, die Verdauungsenzyme und Hormone steuert, die regulieren, wie Ihr Körper Zucker verarbeitet. Wenn es nicht richtig funktioniert, besteht das Risiko von Infektionen, Verdauungsproblemen und Diabetes. Lupus kann eine Entzündung der Bauchspeicheldrüse, sogenannte Pankreatitis, verursachen, die entweder durch entzündete Blutgefäße oder durch Medikamente verursacht wird Steroide oder Immunsuppressiva , die zur Behandlung der Krankheit eingesetzt werden.

Kreislaufsystem

Lupus kann Ihr Herz und Ihre Blutgefäße beeinträchtigen. Menschen mit systemischem Lupus erythematodes (SLE) haben ein höheres Risiko, eine Herzerkrankung zu entwickeln. Tatsächlich ist eine Herzerkrankung eine der häufigsten Todesursachen bei Menschen mit Lupus. Sie müssen zusätzliche Vorsichtsmaßnahmen ergreifen, z. B. eine entzündungshemmende Diät einhalten und körperlich aktiv bleiben, um einen gesunden Blutdruck und Cholesterinspiegel aufrechtzuerhalten.

Lupus führt auch zu einer Entzündung der Arterien. Entzündungen können dazu führen, dass Blutgefäße platzen und im Gewebe an der Stelle bluten, an der sie sich befinden. Wenn dies bei kleineren Gefäßen, wie in der Haut, passiert, kann das einzige Symptom eine Verfärbung der Haut sein. In anderen Geweben, wie dem Gehirn oder dem Herzen, kann eine Gefäßblutung ein großes Risiko darstellen und möglicherweise tödlich enden. Eine Entzündung kann auch zu einer Infektion führen. Obwohl seltener, kann Anämie auch durch Lupus verursacht werden. Dies geschieht, wenn der Körper weniger rote Blutkörperchen hat. Bei Menschen mit Lupus kann dies auf eine Entzündung, Blutung oder einen Angriff des Immunsystems zurückzuführen sein.

Nervensystem

Gedächtnisprobleme oder Denkstörungen, oft „Gehirnnebel" genannt, können auftreten, wenn jemand seit einigen Jahren an Lupus leidet. Entzündungen oder Sauerstoffmangel in Teilen des Gehirns können zu Problemen mit der konitiven Funktion führen. Es fällt Ihnen auch schwer, Ihre Gedanken auszudrücken.

Eine chronische Pin-Störung, Ibromyalgie, kann mit Reizungen und anderen autoimmunen Störungen einhergehen. Fibromyalgie verursacht chronische Schmerzen, Druckgefühl, Müdigkeit, Reizdarm und Schlafstörungen. Es kann für die Nadel verantwortlich sein, die ein Mensch mit Lupus verspürt. Es wird angenommen, dass es durch Veränderungen in den Bahnen verursacht wird, die zum Gehirn und Rückenmark führen, oder durch die Schmerzsensoren im Gehirn. Kopfschmerzen, die sich wie Migräne anfühlen, oft auch als Lupus-Attacken bezeichnet, können durch entzündete Blutgefäße rund um das Gehirn verursacht werden .

Immunsystem

Ihr Immunsystem soll Ihren Körper vor Schäden schützen. Ein gesundes Immunsystem greift fremde Substanzen wie Bakterien, Viren und Infektionen an, die Sie krank machen. Lupus ist wie andere Autoimmunerkrankungen das Ergebnis einer Fehlfunktion des Immunsystems, das gesundes Gewebe im Körper angreift. Diese Angriffe auf das gesunde Gewebe des Körpers können mit der Zeit zu dauerhaften Schäden führen.

Entzündungen, die in bestimmten Bereichen auftreten, sind das Ergebnis des Angriffs weißer Blutkörperchen auf eine Substanz. Wenn die weißen Blutkörperchen einen fremden Körper angreifen, kommt es zu einer Entzündung, sobald der Eindringling verschwunden ist. Wenn Sie gesundes Gewebe als Bedrohung ansehen, wird die Entzündung anhalten, während der Patient weiter angreift. Die Entzündung selbst kann zu Regen und langfristigen Narbenbildungen führen, die zu erheblichen Schäden führen können.

Verdauungssystem

Ihr Verdauungssystem transportiert Nahrung durch den Körper, nimmt Nährstoffe auf und scheidet Abfallprodukte aus. Dieser Prozess beginnt im Mund und verläuft durch den Magen. Lupus und einige Medikamente zur Behandlung der Symptome können Nebenwirkungen im Verdauungssystem verursachen. Eine durch Lupus verursachte

Entzündung der Speiseröhre kann Sodbrennen auslösen.

Probleme mit dem Verdauungssystem, wie Übelkeit, Erbrechen, Durchfall und Verstopfung sind häufige Symptome von Medikamenten zur Behandlung von Lupus. Nichtsteroidale entzündungshemmende Medikamente (NSAIDs), die zur Behandlung von Schmerzen bei Menschen mit Lupus und anderen chronischen Erkrankungen eingenommen werden, können das Risiko ebenfalls erhöhen von blutenden Geschwüren in der Magenschleimhaut.

Ihre Leber hilft bei der Verdauung und entfernt Alkohol und andere Substanzen aus dem Blut. Eine Entzündung der Leber kann ihre ordnungsgemäße Funktion beeinträchtigen, was zu Blutgerinnseln in den Gefäßen führt, die Blut zur Leber transportieren, was zu einer Lebervergrößerung führen kann .

Skelettsystem

Lupus kann auch dazu führen, dass Ihr Immunsystem Gelenke angreift und Schmerzen und Arthritis verursacht. Wenn sich Gelenke entzünden, kommt es zu Regen und Langzeitschäden. Lupus-Arthritis kann gelegentlich große Gelenke wie Knie und Beine betreffen, am häufigsten sind jedoch kleinere Gelenke wie Hände und Handgelenk betroffen s. Einige Medikamente, die zur Behandlung von Lupus eingesetzt werden, können zu Knochenschwund oder Osteorose führen. Dadurch sind Sie anfällig für Knochenbrüche und -brüche.

Atemwegssystem

Wenn Sie locken, besteht für Sie ein höheres Risiko, Infektionen zu entwickeln und eine Lungenentzündung zu bekommen. Entzündungen und Flüssigkeitsansammlungen in oder um die Lunge können verschiedene Komplikationen hervorrufen, beispielsweise bei Lupus. Es kann auch zu Brustkrebs kommen, wenn Sie einen Hirschkopf nehmen.

Fortpflanzungssystem

Lupus beeinträchtigt Ihre Fortpflanzungsorgane nicht direkt, aber die Krankheit kann während der Schwangerschaft zu Komplikationen führen. Eine Schwangerschaft mit Lupus gilt als risikoreich und erfordert häufigere Arztbesuche zur Überwachung. Risiko enthalten:

- Fehlgeburt
- Vorzeitiger Lieferer
- Präeklampsie

Es ist auch möglich, dass ein Baby mit dem neugeborenen Lupus-Syndrom geboren wird, einer Erkrankung, die den Herzschlag beeinträchtigt und einen Ausschlag verursacht. Allerdings bringt eine Frau mit Lupus meist ein gesundes Baby zur Welt. Möglicherweise benötigt sie während der Schwangerschaft nur zusätzliche Pflege durch ihren Arzt.

Harnsystem

Ihre Nieren sind für die Erhaltung einer guten Gesundheit äußerst wichtig. Sie helfen dabei, Abfallstoffe aus dem Blut zu entfernen, Blutvolumen und -druck zu regulieren und Abfallstoffe über den Urin zu filtern. Nierenprobleme kommen bei Menschen mit Lupus häufig vor und werden oft durch eine langfristige Entzündung der Nieren verursacht. Zu den Symptomen einer Nierenerkrankung gehören:

- Blut im Urin
- Schwellung im Bauch
- Schwellung der Beine oder Knöchel
- Übelkeit und Erbrechen

Welcher Schaden?

Ein Lupus-Schub entsteht, wenn sich Ihre Lupus-Symptome verschlimmern und Sie sich krank fühlen. Fackeln kommen und gehen. Manchmal treten Warnsignale vor einem Aufflackern auf, während ein anderer Aufflackern ohne Vorwarnung auftreten kann. Es gibt verschiedene Dinge, die einen Schub auslösen können. Einige davon sind:

- Belastung durch UV-Strahlung, Licht sowie Fluoreszenzlicht

- Stress

- Ich bekomme nicht genug Ruhe

- Eine Infektion oder Verletzung haben

- Tourismuszertifikat

- Sie kümmern sich nicht um Ihr Lupus-Medikament

Während die Behandlung von Lupus dazu beitragen kann, die Entstehung von Entzündungen zu verhindern, kann es dennoch vorkommen, dass Sie während der medikamentösen Behandlung von Lupus einen Ausschlag bekommen. Wenn Sie beispielsweise längere Zeit trainiert haben und sich nicht ausreichend ausgeruht haben, kann es sein, dass Sie trotz der Einnahme von Medikamenten einen Schub bekommen, bevor Sie Medikamente einnehmen.

Lockt Flare-Sumptome an

Es gibt einige Warnungen, die Sie darüber informieren können, dass es sich um einen Lupus-

Schub handelt. Wenn Sie in der Lage sind, diese Anzeichen zu erkennen, können Sie schneller eine Behandlung in Anspruch nehmen, indem Sie die Fackel weniger oft drehen. Zu den Warnzeichen eines Köderflackerns gehören:

- Gefühl mehr als normal
- Ausschlag
- Schmerzen, insbesondere Brustschmerzen, die aus einer Pleuraentzündung oder einer Pleuritis resultieren können
- Fieber
- Magen-Upgrade
- Schwindelgefühl
- Starke Kopfschmerzen
- Raynauds
- Geschwollene Lymphknoten

Lupus-Schübe können in ihrem Schweregrad von leicht bis schwerwiegend reichen. Einige können nur einen Ausschlag oder eine Gelenksentzündung verursachen, während schwerwiegendere Ausbrüche Schäden an Ihren inneren Organen verursachen können. Aus diesem Grund ist es immer wichtig, ärztliche Hilfe in Anspruch zu nehmen.

Lupus tritt bei Frauen häufiger auf als bei Männern. Sie tritt am häufigsten bei Frauen im Alter zwischen 15 und 44 Jahren auf. Üppigkeit kann auch gesund sein. Dies sind die Bedingungen:

- Osteorose: Einige Lupus-Medikamente können zu Knochenschwund führen. Darüber hinaus sind Osteorosen wie Lupus häufiger bei Frauen als bei Männern betroffen. Kurz gesagt, etwa 80 Prozent der Menschen mit Osteoarthritis in den Vereinigten Staaten sind Frauen.

- Herzerkrankungen: Lupus kann zu Herzerkrankungen beitragen, da viele Patienten mit Lupus auch Risikofaktoren für Herzerkrankungen wie Bluthochdruck haben gepresst oder mit hohem Kohlensäuregehalt. Bei Frauen mit Lupus ist die Wahrscheinlichkeit, dass sie

Brustschmerzen oder einen Herzinfarkt erleiden, möglicherweise 50-mal höher als bei Frauen ohne Lupus.

- Nierenerkrankung: Mehr als die Hälfte der Menschen, die an Lupus leiden, entwickeln auch Nierenprobleme.

Bei Frauen bestimmter ethnischer Gruppen ist die Wahrscheinlichkeit größer, dass sie bestimmte Symptome erleben. Afroamerikanische Frauen mit Lupus sind einem höheren Risiko für Krampfanfälle und Schlaganfälle ausgesetzt, während hispanische und lateinamerikanische Frauen ein erhöhtes Risiko für Lupus haben Entwicklung eines Herzproblems.

Lupus bei Männern

Lupus kommt bei Männern seltener vor als bei Männern. Kurz gesagt, einer frühen Studie zufolge wird geschätzt, dass nur 1 von 10 Menschen mit Lupus männlich ist. Insgesamt sind die Lupussymptome bei Männern und Frauen ähnlich. Der Schweregrad der Erkrankung kann jedoch von Person zu Person unterschiedlich sein.

Die Beweise für diesen Unterschied sind widersprüchlich. Ältere Studien deuten darauf hin, dass Männer offenbar eine schwerwiegendere Erkrankung haben als Frauen und möglicherweise auch ein höheres Risiko für die Entwicklung bestimmter Lupus-Erkrankungen haben Komplikationen, einschließlich Probleme mit:

- Nieren
- Nervensystem
- Blut oder Blutgefäße

Eine Studie aus dem Jahr 2016 ergab keinen Unterschied in den Merkmalen der Lupus-Krankheit zwischen den Geschlechtern, außer dass Haarausfall bei Frauen offensichtlicher ist. Sie fanden jedoch heraus, dass Männer mit Lupus zum Zeitpunkt der Diagnose eine höhere Krankheitsaktivität aufwiesen. Wenn Sie ein Mann sind, der Symptome hat , die mit Lupus zusammenhängen, ist es wichtig, dass Sie sich umgehend an Ihren Gesundheitsdienstleister wenden ely. Sie können mit Ihnen zusammenarbeiten, um festzustellen, ob Lupus oder eine andere Grunderkrankung die Ursache Ihrer Symptome ist.

Lupus-Arthritis

Sie haben Arthritis, wenn Ihre Gelenke entzündet sind. Dies kann Schwellungen, Schmerzen und eine eingeschränkte Beweglichkeit in den betroffenen Gelenken verursachen. In vielen Fällen von Arthritis kommt es aufgrund der Abnutzung unserer Gelenke mit zunehmendem Alter zu Entzündungen. Arthritis tritt häufig bei Menschen mit Lupus auf. Lupusbedingte Arthritis ist jedoch auf das erhöhte Ausmaß der Entzündung im Körper zurückzuführen, die für sie charakteristisch ist Zustand.

Bei Lupus sind die Entzündungs- und Schädigungsgrade des Gewebes tendenziell geringer als bei anderen entzündlichen Erkrankungen wie rheumatoider Arthritis (RA). Manche Menschen können jedoch sowohl an Lupus als auch an RA leiden. Im Fall von Lupus und RA besteht möglicherweise eine genetische Verbindung zwischen den beiden Erkrankungen.

Bei den meisten Lulus-Typen ist die Erkrankung nicht vermeidbar. Eine Ausnahme bildet der medikamenteninduzierte Lupus (DIL) aufgrund der Medikamente, die ihn verursachen. Es ist jedoch wichtig, dass Sie die Risiken und Vorteile besprechen, da auch die Nichteinnahme dieser Medikamente zur Folge haben könnte s Wirkungen. Es gibt einige Dinge, die Sie tun können, um die Wahrscheinlichkeit eines Lupus-Schubs zu verringern. Dazu gehören:

- Vermeiden Sie die größte Sonneneinstrahlung: Übermäßige Sonneneinstrahlung kann zu einem Lupus-bedingten Ausschlag führen. Daher sollten Sie immer einen Sonnenschutz tragen, wenn Sie ins Freie gehen, und die größtmögliche Sonneneinstrahlung vermeiden, wenn die Sonne am stärksten scheint zwischen 10 Uhr morgens und 16 Uhr.

- Anwendung von Stressmanagementtechniken: Dazu gehören Meditation, Yoga oder Massagen. Sie können Ihnen helfen, Stress abzubauen, wann immer dies möglich ist.

- Techniken zur Infektionsprävention anwenden: Dazu gehört häufiges Händewaschen und die Vermeidung des Kontakts mit Menschen mit Erkältungen und anderen Krankheiten, die leicht von einer Person auf eine andere übertragen werden können.

- Ausreichend Ruhe: Ruhe ist für die Heilung Ihres Körpers unerlässlich.

Denken Sie immer daran, Ihren Behandlungsplan einzuhalten. Sicherzustellen, dass Sie Ihre Medikamente einnehmen, hilft nicht nur dabei, Schübe zu verhindern, sondern kann auch dabei helfen, Schäden an Ihren Patienten zu verhindern. Wenn Sie feststellen, dass Ihre Medikamente Ihre Symptome nicht mehr lindern können, wenden Sie sich umgehend an Ihren Arzt.

Reduzieren Sie Ihre Mahlzeiten: Wenn Sie häufig unter Verdauungsstörungen leiden, versuchen Sie, im Laufe der Zeit häufiger kleinere Mengen zu sich zu nehmen. Streben Sie vier bis sechs kleinere Mahlzeiten anstelle von drei größeren an.

Nehmen Sie kleine Mengen Fett auf einmal zu sich: Da Fett für Menschen mit Lupus schwer verdaulich sein kann, sollten Sie sehr fettreiche Mahlzeiten meiden. Fette sind wichtig für die kognitive und hormonelle Gesundheit, können aber besser verdaut werden, wenn sie entfernt werden.

Erwägen Sie die Einnahme von Vitamin D: Forscher glauben mittlerweile, dass Vitamin D ein wichtiger Nährstoff ist, der für die Gesundheit des Immunsystems benötigt wird. Kurz gesagt, Vitamin D moduliert die Aktivität des Immunsystems und hat Auswirkungen auf Dinge wie den Knochenstoffwechsel, die Verdauung und die Knochenproduktion.

Es ist für diejenigen, die mit der Art und Weise miteinander verbunden werden können, wenn Sie nicht mehr in Verbindung setzen, um es zu tun, um sich zu decken, und es wird sich deta und · veröffentlicht im International Journal of Rheumatology. Wenn Sie nicht viel Zeit im Freien verbringen, insbesondere im Winter, sprechen Sie mit Ihrem Arzt über die Einnahme eines Nahrungsergänzungsmittels, um einem Vitaminmangel vorzubeugen.

Vermeiden Sie das Rauchen von Zigaretten und die Einnahme von Medikamenten: Diese können Lungenschäden verschlimmern und zu Komplikationen führen.

Bleiben Sie aktiv: Sanfte Formen der körperlichen Aktivität, die vor allem bei Lupus hilfreich sein können, umfassen täglich etwa 20 bis 30 Minuten Bewegung Gehen, Schwimmen, Wassergymnastik, Tai Chi, Fitness, Training, Pilates oder die Nutzung eines Ellipsentrainers.

Wichtige Stresswerte niedrig: Emotionaler Stress, Lebensveränderungen und Traumata können Lupus-Schübe auslösen. Research shows that psycнological and emotional stresss are carable of increasing inflammatory responses that affest the entire Nutzen Sie daher natürliche Stressabbaumittel, um den Cortisolspiegel unter Kontrolle zu halten.

Gönnen Sie sich ausreichend Schlaf und Ruhe: Machen Sie Schlaf zur Priorität und achten Sie darauf, dass Sie sieben bis neun Stunden pro Nacht schlafen. Reduzieren Sie außerdem Stress und Müdigkeit, indem Sie den ganzen Tag über Pausen einlegen, um sich auszuruhen und zu entspannen.

Wie erfolgt die Diagnose ?

Gesundheitsdienstleister verfügen nicht über einen einzigen Bluttest oder eine bildgebende Untersuchung zur Diagnose von Lupus. Berücksichtigen Sie stattdessen die Anzeichen und Symptome einer Person und schließen Sie andere mögliche Erkrankungen aus, die sie verursachen könnten. Untersuchungen haben gezeigt, dass es hochwirksame Antikörper gegen Lupus gibt, darunter doppelsträngige DNA (ds-DNA) und die Smith (b Smith)-Antikörper. Der Sm- Antikörper wird auch mit SLE-bedingten Nierenerkrankungen (Nehritis) in Verbindung gebracht.

Ihr Arzt wird sich zunächst über Ihre Krankengeschichte informieren und eine körperliche Untersuchung veranlassen. Sie werden Sie nach Ihren Symptomen fragen, einschließlich der Frage, wie lange Sie sie schon haben und ob in Ihrer Familie Lupus oder andere Autoimmunerkrankungen aufgetreten sind. Zusätzlich zur erneuten Erhebung einer detaillierten Anamnese und der Durchführung einer körperlichen Untersuchung kann Ihr Arzt weitere Zangentests durchführen Lulus diagnostizieren:

- Bluttests: Dazu könnte ein komplettes Blutbild (CBC) gehören, ein Test, den Gesundheitsdienstleister verwenden, um die Anzahl und Art der roten Blutkörperchen, weißen Blutkörperchen und Blutplättchen im Blut zu bestimmen. Zu den anderen

Tests, die sie möglicherweise anordnen, gehören ein Erythrozytensedimentationstest, der Test auf C-reaktives Protein (CRP) und der Anti-Atom-Antikörpertest kann auf eine erhöhte Aktivität des Immunsystems hinweisen.

- Urintests: Mithilfe einer Urinanalyse lässt sich feststellen, ob Ihr Blut- oder Proteinspiegel im Urin erhöht ist. Dies kann ein Hinweis darauf sein, dass Lupus Ihre Nieren beeinträchtigt.

- Bildgebende Untersuchungen: Röntgenaufnahmen des Brustkorbs und Echokardiogramme sind zwei bildgebende Untersuchungen, die auf eine Entzündung oder Flüssigkeitsansammlung in Ihrer Umgebung hinweisen können Herz und Lunge.

- Dies ist eine Biopsie: Ihr Arzt kann eine Biopsie – oder eine Zellprobe – aus einem Bereich mit lupusähnlichem Ausschlag entnehmen, um festzustellen, ob die Zellen betroffen sind Es liegt eine Reversion mit Lupus vor. Wenn eine Nierenschädigung vorliegt, kann eine Nierenschädigung erforderlich sein, um eine geeignete Behandlung zu bestimmen.

Lupus ist keine ansteckende Krankheit. Ansteckend bedeutet, dass eine Krankheit von einer Person auf eine andere übertragen werden kann. Beispiele für ansteckende Krankheiten sind Grippe und Erkältung. Was genau Lupus verursacht, ist ein Komplex. Anstatt die Erkrankung von jemandem „aufzufangen", wird angenommen, dass Lupus durch eine Kombination von Faktoren ausgelöst werden kann, beispielsweise:

- Ihre Umgebung
- Hormone
- Genetik

Auch wenn bei manchen Menschen, die in der Familie an Lupus erkrankt sind, das Risiko für die Entwicklung größer ist, „fangen" Sie es sich nicht von jemand anderem ein. Bald könnten Sie in Ihrer Familie an Lupus erkrankt sein und es nie entwickeln.

Locken Sie das Leben aus

Medizinische Innovationen und Verbesserungen bei Diagnosetests haben dazu geführt, dass Menschen mit Lupus länger leben als je zuvor. Nach Angaben der Lupus Foundation of America werden schätzungsweise 80 bis 90 Prozent der mit Lupus diagnostizierten Erkrankungen ein normales Leben führen. Menschen mit leichtem bis mittelschwerem Lupus können Folgendes tun, um gesund zu bleiben und Komplikationen zu vermeiden:

- Besuchen Sie regelmäßig ihren Gesundheitsdienstleister.
- Befolgen Sie sorgfältig den Behandlungsplan und nehmen Sie alle Medikamente ein, die Sie verordnet haben.
- Suchen Sie Hilfe auf, wenn Sie neue Symptome oder Nebenwirkungen Ihrer Medikamente bemerken.

- Überprüfen Sie die Risiken schnell und versuchen Sie, mögliche Risiken anzuwenden, um sie zu reduzieren.

- Informieren Sie sich über die Vorteile des Rauchstopps im Zusammenhang mit der Bewältigung von Symptomen und über die Hilfsmittel, die Ihnen dabei helfen beim Verzicht auf das Rauchen, wenn Sie rauchen.

Diejenigen, die schwere Lupus-Symptome haben oder einen schweren Schub verspüren, haben ein höheres Risiko für die Entwicklung von Komplikationen als diejenigen mit leichter bis mittelschwerer Lupus-Erkrankung s. Einige Komplikationen von Lupus können lebensbedrohlich sein.

Wie wirkt sich eine Diät auf Lupus aus?

Lupus ist eine Autoimmunerkrankung, was bedeutet, dass das Immunsystem des Körpers versehentlich gesundes Gewebe angreift. Diese Reaktion kann zu Entzündungen im gesamten Körper führen, einschließlich der Blutgefäße, des

Herzens, der Haut, der Nieren, der Gelenke, der Lunge und des Gehirns. Zu den Symptomen des Lupus können Gelenkschmerzen, rote Ausschläge, Sonnenempfindlichkeit, geschwollene Drüsen und mehr gehören.

Während Köder verschiedene Menschen in unterschiedlichem Ausmaß befallen können, ist die Entzündung, die diese Symptome verursacht, chronisch. Bei langfristigen Entzündungen kann auch Ihre Ernährung helfen, einen Unterschied zu machen. „Wir können versuchen, mit der Ernährung Abhilfe zu schaffen", sagt Sotiria Everett , EdD , RD, CDN, CSSD, ein klinischer Assistenzarzt und Professor Brostat Medikamente.

Die Lupus-Diät: Gibt es wirklich eine „Lupus-Diät"?

Es gibt zwar kein einziges Ernährungsprogramm, das Lupus bei allen Erkrankungen heilen oder behandeln kann, aber eine gesunde Lupus-Diät kann viel dazu beitragen, Entzündungen vorzubeugen. entmutigende Komplikationen. Entzündungen im Zusammenhang mit Lupus und anderen Autoimmunreaktionen sind größtenteils auf ein überstimmliches Immunsystem und eine Darmgesundheit zurückzuführen. Bei Menschen mit Lupus kann sich ein undichter Darm entwickeln, der dazu führt, dass sich kleine Löcher in der Darmschleimhaut bilden, die seltener auftreten Blutstrom und Auslösen einer Autoimmunkaskade. Diese entzündlichen Prozesse können das Risiko für viele Erkrankungen erhöhen, einschließlich Herzerkrankungen oder Hypertonie Verschlechterung und Knochenschwund, um nur einige zu nennen.

Als Epizentrum der Entzündung gilt das Mikrobiom . Das menschliche Mikrobiom ist ein sehr komplexes Ökosystem aus Billionen von Bakterien, die wesentliche Funktionen erfüllen, wie die Aufnahme von Nährstoffen, die Produktion von Hormonen und die Abwehr aus Mikroben und Umweltgifte. Diese Bakterien sind im Laufe unseres Lebens ständig im Fluss, abhängig von der Nahrung, die wir essen, der Qualität unserer Haut, der Menge der Bakterien oder anderen wir sind einem ausgesetzt täglich und das Ausmaß des emotionalen Stresses, mit dem wir zu tun haben.

Die Ernährung ist einer der einflussreichsten Faktoren bei der Verbreitung unserer Misrobiota, da die Lebensmittel, die wir essen, entweder zu oxidativen Schäden beitragen können, Allergien und Mangelerscheinungen können unsere Immunität, unseren Hormonhaushalt und unsere allgemeine Gesundheit stärken. Vollwertkost kann, insbesondere aufgrund ihres hohen Anteils an Probiotika, Antioxidantien und präbiotischen Ballaststoffen, Entzündungen lindern Erhöhte „gute Abfälle" im Darm, die bei der Aufnahme und Abwehr von Giftstoffen oder schlechten Abfällen helfen. Lebensmittel mit hohem Antioxidansgehalt haben auch eine Anti-Aging-Wirkung, selbst wenn sie keine Immunschwäche oder eine andere Immunerkrankung haben, da sie die Angst vor radikalen Schäden bekämpfen entartet Zellen und Gewebe. Nicht ganz. Wenn Sie an Lupus leiden, glauben Experten, dass eine entzündungshemmende

Ernährung dazu beitragen kann, Schübe zu reduzieren.

„Auf jeden Fall können Sie die Aufnahme von Obst, Gemüse, Vollkornprodukten, Omega-3-Fettsäuren und gesunden Fetten erhöhen und die Aufnahme von entzündungsfördernden Lebensmitteln wie solchen mit einem hohen Anteil an gesättigten Fettsäuren, fettreichem Fleisch, verarbeiteten Lebensmitteln und überschüssigem Zucker reduzieren. „Ansatz", sagt Everett. Während eines Lupusschubs sind entzündungshemmende Lebensmittel weiterhin wichtig. Ihr Nährstoffbedarf kann jedoch größer sein. In diesen Zeiten ist es wichtig, dass Sie ausreichend Kalorien und mageres Eiweiß zu sich nehmen, sagt Everett. Sprechen Sie mit Ihrem Arzt oder Ernährungsberater darüber, wie das bei Ihnen aussehen könnte. Der Verzehr von Lebensmitteln wie Fisch, Nüssen, Samen, Tofu, Tempeh und Eiern kann hilfreich sein.

Möglicherweise stehen Sie aufgrund der Medikamente, die Ihr Arzt Ihnen verschrieben hat, auch vor neuen Herausforderungen im

Zusammenhang mit der Ernährung. Ein Kortikosteroid kann beispielsweise zu einer Gewichtszunahme und einem hohen Blutzuckerspiegel führen. Sprechen Sie mit Ihrem Arzt und Ernährungsberater über die möglichen Nebenwirkungen der Medikamente, die Sie einnehmen, und darüber, wie eine Ernährungsumstellung helfen könnte.

Entzündungshemmende Lebensmittel, die bei Lupus gegessen werden können, um Schübe zu behandeln und das Immunsystem zu heilen

Hier sind einige der besten entzündungshemmenden Lebensmittel, auf die Sie sich konzentrieren sollten:

Fisch: Die Omega-3-Fettsäuren EPA und DHA, die in fetten Fischen wie Lachs und Makrele enthalten sind, können bei mehreren Personen Entzündungen hemmen verschiedene Möglichkeiten. Leider mangelt es der typischen US-Diät stark an Omega-3. Wenn Sie mindestens zweimal wöchentlich fetten Fisch essen, können Sie über Ihre Ernährung ausreichend entzündungshemmende Fette aufnehmen.

Walnüsse, Leinsamen, Rapsöl: Diese Lebensmittel liefern die vegetarische Form von Omega-3-Fettsäuren, bekannt als ALA. Auch wenn Ihr Körper ALA relativ langsam in EPA und DHA umwandelt, können Sie dennoch einen gewissen Nutzen aus diesen Lebensmitteln ziehen, in einigen Fällen jedoch nicht Fisch. Wenn Sie aufgrund einer Allergie oder eines Vegetariers überhaupt keinen Fisch essen, sollten Sie vielleicht auch über eine algenbasierte Omega-3-Lösung nachdenken. Everett.

Obst und Gemüse: Bunte Produkte wie Spinat, Grünkohl, Blaubeeren und Orangen enthalten keine Antioxidantien und keine Lans Verbindungen, die helfen, Entzündungen entgegenzuwirken. Streben Sie mindestens fünf Portionen pro Tag an und versuchen Sie, eine Reihe von Farben in Ihre Ernährung aufzunehmen.

Vollkorn: Getreide besteht aus drei Teilen: Kleie, Keim und Endosperm. Leider werden viele der kohlenhydrathaltigen Lebensmittel, die wir essen, aus Getreide hergestellt, dem die nahrhafte Kleie und der Keim entzogen wurden. Untersuchungen stellen einen Zusammenhang zwischen einer hohen Aufnahme von raffinierten Getreidenahrungsmitteln und einem höheren Anteil an Entzündungsmarkern im Körper her. Konzentrieren Sie sich stattdessen auf Lebensmittel wie braunen Reis, Reis und Vollkornbrot, die gute Quellen für Ballaststoffe und Antioxidantien sind.

Es gibt einige Lebensmittel, die bei Menschen mit Lupus Schübe auslösen können, aber es fehlt an fundierter Forschung dazu. Viele Empfehlungen basieren auf kleinen Studien oder anekdotischen Berichten. Nehmen Sie keine großen Ernährungsumstellungen vor, ohne dies vorher mit Ihrem Arzt zu besprechen.

- Alfalfa -Sprossen: Einige Untersuchungen an Tieren bringen Alfalfa-Sprossen mit Lupus-Schüben in Verbindung, und zwar auf Grund einer Verbindung namens L-Canavanin , die das Immunsystem stimulieren kann. Aus diesem Grund empfehlen viele Ärzte Menschen mit Lupus, keine Alfalfa-Sprossen auf Salatbars, Sandwiches und wo auch immer sie sonst zu finden sind, zu essen.

- Knoblauch: Knoblauch ist ein weiteres Lebensmittel, von dem einige Experten bei Lupus abraten. Das würzige Kraut enthält Verbindungen, die das Immunsystem ankurbeln und bei Menschen mit Lupus, die bereits ein überaktives Immunsystem haben, eine unerwünschte Reaktion hervorrufen können.

- Nachtschattengemüse: Da Lupus eine sehr individuelle Krankheit ist, stellen Sie möglicherweise auch fest, dass bestimmte Nahrungsmittel Ihre Symptome auslösen können, während andere Menschen mit Lupus sie ohne Probleme essen können. Einige berichten, dass Nachtschattengemüse wie Auberginen, Kartoffeln und Tomaten schädlich sein können. Es gibt jedoch keine Forschung, die dazu rät, sie zu vermeiden, sofern Sie nicht feststellen, dass sie sich persönlich auswirken.

- Herkömmliches Fleisch, Geflügel und Eier: Beim Verzehr tierischer Produkte ist es wichtig, auf hochwertiges Fleisch zu achten. Produkte aus landwirtschaftlicher Produktion haben einen höheren Omega-6-Fettgehalt, da die Tiere mit Mais und billigen Zutaten gefüttert werden , die sich negativ auf ihre Mikroorganismen auswirken .

- Zugesetzter Zucker: Zucker kann Blutzuckerschwankungen verursachen, Stimmungsschwankungen hervorrufen und bei Verzehr in großen Mengen entzündungsfördernd wirken. Achten Sie auf zugesetzten Zucker, der in den meisten abgepackten Snacks, Broten, Gewürzen, Milchprodukten, Konserven, Getreideprodukten usw. enthalten ist.

- Natriumreiche Lebensmittel: Da Lupus die Nieren schädigen kann, sollten Sie versuchen, den Natrium- und Salzspiegel niedrig zu halten, um Flüssigkeitsansammlungen, eine Verschlechterung der Schwellungen und Elektrolytstörungen vorzubeugen. Natrium ist in Nahrungsmitteln wie Gewürzen, verarbeitetem Fleisch, Konservensuppen, Tiefkühlkost, Fertiggerichten und frittierten Speisen am höchsten enthalten.

- Alkohol und zu viel Koffein: Diese können Angstzustände verstärken, Entzündungen verschlimmern, die Leber schädigen, Schmerzen verstärken und zu Dehydrierung und Schlafstörungen führen.

Mithilfe einer Eliminationsdiät können Sie die Nahrungsmittel herausfinden, die bei Ihnen Lupus auslösen können. Arbeiten Sie mit einem Ernährungsberater zusammen, um eines davon sicher auszuschließen.

- Um Entzündungen zu begrenzen und die Darmgesundheit zu verbessern, sollten Menschen mit Magenverstimmungen versuchen, eine unverarbeitete, ausgewogene und abwechslungsreiche Ernährung mit viel Gemüse, Obst, Eiweiß und anderen Lebensmitteln zu sich zu nehmen. Probiotika, Ballaststoffe und Antioxidantien.

- Zu den Lebensmitteln, die bei einer Lupus-Diät vermieden werden sollten, gehören zugesetzter Zucker, raffinierte Pflanzenöle, raffinierte Kohlenhydrate mit Gluten, tierische Erzeugnisse aus der Landwirtschaft und andere Diese Zusatzstoffe sind in abgepackten Lebensmitteln enthalten. Einige fühlen sich auch besser, wenn sie bestimmte

Gemüsesorten wie Luzerne, Sojabohnen und Erdnüsse reduzieren.

- Menschen mit Lupus können helfen, Komplikationen wie Herzerkrankungen, Gelenkschmerzen und kognitiven Problemen vorzubeugen, indem sie die Einnahme reduzieren Lebensmittel und Konzentration auf frische oder Rohkost sowie mäßige Aufnahme von gesunden Fetten, Fleisch von Weidetieren und wild gefangenem Fisch.

KAPITEL ZWEI

Lupus-Diätrezepte

Turkeu Frame Gemüsesauer

Summars Buch

Dauer: 1 Std. 30 Min

Kochen: 1 Stunde und 20 Minuten

Zusätzlich: 8 Stunden

Gesamt: 10 Stunden und 50 Minuten

Portionen: 8

Ergiebigkeit: 8 Portionen

Zutaten

- 1 Truthahnkadaver
- 2 Karotten, gehackt
- 2 Stiele Seleru, in 2-Zoll-Stücke geschnitten
- 1 Zwiebel, gedünstet
- 4 Knoblauchzehen, gehackt
- 4 Zweige frische Petersilie
- 12 schwarze Repercorns
- 2 Lorbeerblätter
- 1 Teelöffel getrockneter Thum
- 1 Tablette
- 8 Tassen Wasser
- Wasser zum Abdecken
- 1 Rübe, gespult und gewürfelt
- 2 Himbeeren, gerollt und in Scheiben geschnitten
- 3 Karotten, gedünstet

- ½ Tasse gefrorene grüne Bohnen

- ½ Tasse gefrorene grüne Bohnen

- 1 (15 Unzen) Dose rote Bohnen, abgetropft und abgespült

- ¼ Quark, frisch gehackt, selten

Entscheidungen

Stern 1

Legen Sie den Truthahnkadaver in einen großen Topf bei starker Hitze. Fügen Sie die Karotten, den Sellerie, die Zwiebel, den Knoblauch, die Zweige, die Erbsen, die Blätter, den Thymian, das Hühnerbrühegranulat, das Wasser und das Wasser hinzu und bedecken Sie es pfui. Ohne Deckel zum Kochen bringen, dann die Hitze auf mittlere Stufe reduzieren und 1 1/2 Stunden köcheln lassen.

Stern 2

Entfernen Sie die Putenkadaver und lassen Sie sie abkühlen. Entfernen Sie jegliches Fleisch aus den Kadavern, schneiden Sie es in mundgerechte Stücke und legen Sie es beiseite. Gießen Sie die Brühe durch ein Sieb oder ein mit Käsetuch bedecktes Sieb in einen anderen großen Topf. Die ungesiebten Zutaten wegwerfen. Das Putenfleisch in den Topf geben, abdecken und über Nacht in den Kühlschrank stellen.

Schritt 3

Am nächsten Tag mit einem Schlitzlöffel das Fett entfernen, das sich oben auf der Brühe festgesetzt hat. Die Brühe wieder in einen großen Topf geben und bei hoher Hitze erhitzen, Steckrüben, Pastinaken und Karotten hinzufügen und zum Kochen bringen. Hitze auf niedrige Stufe reduzieren. Abdecken und eine Stunde köcheln lassen, oder bis das Gemüse weich ist.

Schritt 4

Fügen Sie die grünen Bohnen, Bohnen und Bohnen hinzu und lassen Sie es etwa 15 Minuten lang erhitzen. Zum Schluss die gehackte Petersilie dazugeben und mit Salz und Pfeffer abschmecken.

Ernährung schnell

Pro Portion: 133 Kalorien; Protein 5,7 g; Kohlenhydrate 25,1 g; Fett 2g; Cholesterin 3,8 mg; Natrium 314,2 mg.

Slow Cooker Zitronen-Knoblauch-Chisken II

Rezeptzusammenfassung

Vorbereitung: 15 Min

Kochen: 3 Stunden 15 Minuten

Gesamt: 3 Stunden und 30 Minuten

Portionen: 6

Ergiebigkeit: 6 Portionen

Zutaten

- 1 Tcelöffel getrockneter Oregano
- ½ Teelöffel Salz
- ¼ Teelöffel gemahlener Becher rerr
- 2 Runden Hähnchenbrusthälften ohne Haut und ohne Knochen
- 2 Tabletten Butter
- ¼ Liter Wasser
- 3 Tabletten frischer Zitronensaft

- 2 Knoblauchzehen, gehackt

- 1 Teelöffel Hühnerbouillongranulat

- 1 Teelöffel gehackte frische Parzellen

Wegbeschreibung

Stern 1

Mischen Sie in einer Schüssel das Organo, Salz und Pfeffer. Reiben Sie die Mischung in das Huhn. Die Butter in einer Pfanne bei mittlerer Hitze schmelzen. Das Hähnchen in Butter von jeder Seite 3 bis 5 Minuten anbraten. Legen Sie das Huhn in einen Schongarer.

Schritt 2

Mischen Sie in derselben Pfanne Wasser, Zitronensaft, Knoblauch und Brühe. Bringen Sie die Mischung zum Kochen. Über das Huhn im Slow Cooker gießen.

Schritt 3

Abdecken und 3 Stunden auf hoher Stufe oder 6 Stunden auf niedriger Stufe kochen. Die Petersilie

15 bis 30 Minuten vor Ende der Kochzeit in den Slow Cooker geben.

Nährwertangaben

Pro Portion: 192 Kalorien; Protein 29,6 g; Kohlenhydrate 1,3 g; Fett 7g; Cholesterin 88,2 mg; Natrium 347,6 mg.

Recree-Zusammenfassung

Vorher: 20 Min

Kochen: 30 Minuten

Gesamt: 50 Minuten

Portionen: 10

Ergiebigkeit: 10 Portionen

Zutaten

- 10 Minuten Brühe
- 2 Rotatoes, gewürfelt
- 2 Karotten, in Scheiben geschnitten
- 2 Stangen Sellerie, gewürfelt

- 5 frische Pilze, in Scheiben geschnitten

- 1 grüne Glockenrepetition, korrespondiert

- 1 frischer Brokkoli, gehackt

- 4 Stück Blumenkohlblüten

- 1 Himbeere, in Scheiben geschnitten

- 1 Zwiebel, entkernt

- 1 Esslöffel grüne Bohnen

- 1 Tasse geschnittene grüne Bohnen, abgetropft

- 1 Tasse Wachsbohnen, abgetropft

- ½ sur eingeweichte Kichererbsen

- ½ Tasse eingeweichte weiße Bohnen

- Nach Geschmack salzen und pürieren

- 1 Teelöffel getrocknet, selten

Entscheidungen

Schritt 1

In einem großen Suppentopf alle Zutaten vermischen und bei mittlerer Hitze etwa 30 Minuten lang erkalten lassen, bis das gesamte Gemüse weich ist. Heiß mit Butterkeksen servieren.

Nährstoffschnell

Pro Portion: 160 Blüten; 10,3 g; Sarbohydrate 26,3 g; Fett 1,9 g; Natrium 1008,1 mg.

Recree-Zusammenfassung

Portionen: 6

Ausbeute: 6 Portionen

Zutaten

- 1 (14 Unzen) сан схіскень Bruder
- 1 (11,5 Unzen) Dose Tomaten-Gemüse-Saft
- 1 über Wasser
- 1 großes Rotato, gewürfelt
- 2 Karotten, in Scheiben geschnitten
- 2 Stiele Seleru, gewürfelt
- 1 (14,5 Unzen) Dose gewürfelte Tomaten
- 1 EL gehackte frische grüne Bohnen
- 1 Esslöffel frische Maiskörner
- Nach Geschmack kalkulieren und würzen
- Kreolische Gewürze nach Geschmack

Wegbeschreibung

Stern 1

In einem großen Stock Brühe, Tomatensaft, Wasser, Rotkohl, Karotten, Sellerie, nicht abgetropfte, gehackte Tomaten, grüne Bohnen und Mais vermischen. Mit Salz, Salz und kreolischer Würze würzen. Zum Kochen bringen und 30 Minuten köcheln lassen, bis das gesamte Gemüse weich ist.

Nährstoffschnell

Pro Portion: 116 Blüten; Protein 4g; Sarbohydrate 24,3 g; Fett 0,6 g; Cholesterin 1,6 mg; Natrium 639,5 mg.

Ausgewählte Chir-Küche für allgemeine Diäten

Zusammenfassung des Lebenslaufs

Vorbereitung: 15 Min

Ungefähr: 12 Minuten

Zusätzlich: 23 Min

Gesamt: 50 Minuten

Portionen: 48

Ausbeute: 4 Dutzend

Zutaten

- ½ Tasse Butter, weich

- ¾ granulierter künstlicher Süßstoff

- 2 Esslöffel Wasser

- ½ Teelöffel Vanille zusätzlich

- 1 Ei, geschlagen

- 1 ⅛ Esslöffel Allzweckmehl

- ½ Teelöffel Backpulver

- ½ Teelöffel Salz

- ½ Tasse halbsüße Schokoladenstückchen

- ½ sicher shörred rèsans

Entscheidungen

Stern 1

Den Ofen auf 375 Grad F (190 Grad C) vorheizen.

Stern 2

In einer mittelgroßen Schüssel die Butter und die Zuckersauce cremig rühren. Wasser, Vanille und Ei untermischen. Mehl, Backpulver und Salz zusammen sieben; Unter die cremige Masse rühren. Die Schokoladenchips und die Resans untermischen. Dror Sokies, indem er Teelöffel auf ein Keksblatt hört .

Stern 3

Im vorbereiteten Ofen 10 bis 12 Minuten backen. Aus den Backblechen nehmen und auf Gitterrosten abkühlen lassen. Diese Kekse lassen sich gut einfrieren.

Ernährung schnell

Pro Portion: 60 Kalorien; Protein 4,2 g; Kohlenstoffhudrate 3,5 g; Fett 3,4 g; Cholesterin 9 mg; SDium 53,8 mg.

Diätsuppe

Recree-Zusammenfassung

Vorher: 20 Min

Kochen: 30 Minuten

Gesamt: 50 Minuten

Portionen: 8

Ergiebigkeit: 8 Portionen

Zutaten

- 1 mittelgroßer Kohlkopf, entkernt
- 1 Zwiebel, gehackt
- 3 große Karotten, gehackt
- 3 Stiele seleru, korrodiert
- 3 Tomaten, entkernt
- 16 mal gefrorene grüne Bohnen
- 2 (1 Unze) Portionen trockene Zwiebel-Sauer-Mischung
- 6 Tassen Wasser

Wegbeschreibung

Stern 1

Kombinieren Sie Wasser, Suppenmischung und Gemüse in einem großen Topf. Zum Kochen bringen. Reduzieren Sie die Hitze und lassen Sie es köcheln, bis das Gemüse weich ist.

Ernährung schnell

Pro Portion: 94 Kalorien; 3,6 g; Sarbohydrate 21g; Fett 0,5 g; Natrium 673,9 mg.

Zusammenfassung des Lebenslaufs

Vorher: 25 Min

Kurz: 50 Minuten

Gesamt: 1 Stunde und 15 Minuten

Portionen: 24

Ergiebigkeit: 24 Muffins

Zutaten

- ½ Liter warmes Wasser
- 6 Esslöffel Leinsamenmehl
- 1 Teelöffel Turbinado- Zucker
- ¾ Tasse ungesüßter Apfel
- ¼ Esslöffel Distelöl
- 1 Teelöffel Vanilleextrakt
- 2 ½ Esslöffel Zucker, gerieben
- 2 Tassen Hafermehl

- 1 Esslöffel Allzweckmehl

- 1 Tablette Backpulver

- 1 Tablette

- 2 Teelöffel gemahlene Muskatnuss

- 1 Teelöffel Salz

- ½ Teelöffel Backpulver

- 1 Abschnitte

Wegbeschreibung

Stern 1

Auf 350 Grad F (175 Grad C) vorheizen. 2 Muffinformen einfetten.

Stern 2

Warmes Wasser und Leinsamen in einer großen Schüssel verquirlen. Zucker, Apfelmus, Öl und Vanilleextrakt untermischen. Die Zucchini unterrühren, bis alles gut vermischt ist.

Stern 3

Hafermehl, Allzweckmehl, Backpulver, Zimt, Muskatnuss, Salz und Backpulver in eine Schüssel sieben. Die Gewürze einrühren und mit der Gewürzmischung vermischen, bis der Teig glatt ist.

Stern 4

Den Teig mit 1/4 des Fleisches in die Muffinmasse geben.

Stern 5

Im vorbereiteten Ofen backen, bis ein Messereinsatz in einem Muffin sauber herauskommt, 50 bis 55 Minuten.

Ernährung schnell

Pro Portion: 133 Blüten; 2,1 g; Sarbohydrate 23,9 g; Fett 3,9 g; Natrium 188,9 mg.

Veganer italienischer Gemüsesauer

Rezeptzusammenfassung

Portionen: 6

Ausbeute: 6 Portionen

Zutaten

- 2 (14,5 Unzen) Dosen Gemüsebrühe

- 1 (28 Unzen) Dose abgerollte und zerkleinerte Tomaten

- 2 große Karotten, grob gehackt

- ½ Tasse gefrorene grüne Bohnen

- 1 Stielkleie, fein geschnitten

- ⅓ mit gefrorenen Zwiebeln

- 2 Knoblauchzehen, gehackt

- 1 Tafel, selten getrocknet

- ¾ Teelöffel getrocknetes Basilikum

- 1 Baublatt

- 1 Esslöffel Gemüsebrühe

- ½ auf dem Macaron

- 1 (15 Unzen) Dose Kidneybohnen, abgetropft

- 3 kleine Zucchini, gewürfelt

Wegbeschreibung

Stern 1

Geben Sie in einen großen Topf oder Schmortopf Brühe, Tomaten, Karotten, gefrorene grüne Bohnen, Selen, Zwiebeln, Knoblauch, Knoblauch, Basilikum, Basalgemüse Brühewürfel zum Kochen bringen. Hitze reduzieren. Abdecken und 15 Minuten köcheln lassen.

Stern 2

Makkaroni, Kidneybohnen und Zucchini unterrühren. Bringen Sie die Suppe wieder zum Kochen und reduzieren Sie dann die Hitze, bis sie köchelt. Abdecken und 10 bis 15 Minuten abkühlen lassen. Die Blätter einzeln entfernen und servieren.

Nährstoffschnell

Pro Portion: 185 Blüten; 9,1 g; Sarbohydrate 37,2 g; Fett 1,3 g; Natrium 634,4 mg.

Zitronen-Knoblauch-Hähnchenbrust

Rezeptzusammenfassung

Vorher: 10 Min

Kurz: 25 Minuten

Gesamt: 35 Minuten

Portionen: 4

Ergiebigkeit: 4 Portionen

Zutaten

- sprudelnd

- 1 Knoblauchzehe, gehackt

- 4 Hähnchenbrusthälften ohne Haut und ohne Knochen

- Salz und gemahlenes Wasser nach Geschmack hinzufügen

- ¾ suð Hühnerbrühe

- 1 Esslöffel Zitronensaft

Wegbeschreibung

Stern 1

Leicht einsprühen und die beschichtete Pfanne mit Kochspray besprühen und auf niedrige Hitze stellen; Den Knoblauch einweichen und umrühren, bis er duftet und leicht gebräunt ist, 2 bis 3 Minuten.

Stern 2

Hähnchen mit Salz würzen und zubereiten und mit Knoblauch in die Pfanne geben; Bei mittlerer Hitze 10 bis 12 Minuten braten, bis es auf beiden Seiten gebräunt ist. Fügen Sie Chisken Brother und

Zitronensaft hinzu. zum Kochen bringen. Erwärmen Sie es auf mittlere bis niedrige Stufe, decken Sie die Pfanne ab und lassen Sie es 10 bis 15 Minuten lang köcheln, bis das Huhn in der Mitte nicht mehr rosa ist. Ein in der Mitte eingesetztes sofort ablesbares Thermometer sollte mindestens 74 °C (165 °F) anzeigen.

Stern 3

Geben Sie das Huhn in eine Servierschüssel und verteilen Sie die Flüssigkeit in der Pfanne. Die Flüssigkeit weiter köcheln lassen, bis sie leicht reduziert ist, etwa 3 Minuten. Gießen Sie Flüssigkeit über den Behälter.

Ernährung schnell

Pro Portion: 131 Kalorien; Protein 23,8 g; Kohlenhydrate 0,8 g; Fett 2,9 g; Cholesterin 65,5 mg; SDium 275,2 mg.

Slow Cooker Zitronen-Knoblauch-Hähnchen II

Recree-Zusammenfassung

Vorher: 15 Min

Kochen: 3 Std. 15 Min

Gesamt: 3 Std. 30 Min

Portionen: 6

Jahr: 6 Portionen

Zutaten

- 1 Teelöffel getrockneter Oregano
- ½ Teelöffel Salz
- ¼ Teelöffel gemahlener Becher rerr
- 2 Runden Hähnchenbrusthälften ohne Haut und ohne Knochen
- 2 Tabletten Butter
- ¼ Liter Wasser
- 3 Tabletten frischer Zitronensaft
- 2 Knoblauchzehen, gehackt
- 1 Teelöffel Hühnerbrühe, Granulat
- 1 Teelöffel gehackte frische Parzellen

Wegbeschreibung

Stern 1

Mischen Sie in einer Schüssel das Organo, das Salz und das Präparat. Reiben Sie die Mischung in das Huhn. Die Butter in einer Pfanne bei mittlerer Hitze schmelzen. Das Hähnchen in Butter von jeder Seite 3 bis 5 Minuten anbraten. Legen Sie das Hähnchen in einen Slow Cooker.

Schritt 2

Mischen Sie in derselben Pfanne Wasser, Zitronensaft, Knoblauch und Brühe. Bringen Sie die Mischung zum Kochen. Über das Huhn im Schongarer gießen.

Schritt 3

Abdecken und 3 Stunden auf hoher Stufe oder 6 Stunden auf niedriger Stufe kochen. Die Petersilie 15 bis 30 Minuten vor Ende der Kochzeit in den Slow Cooker geben.

Nährwertangaben

Pro Portion: 192 Kalorien; Protein 29,6 g; Kohlenhydrate 1,3 g; Fett 7g; Cholesterin 88,2 mg; Natrium 347,6 mg.

Instant Pot® Zitronen-Knoblauch-Hähnchen

Recree-Zusammenfassung

Vorher: 10 Min

Kochen: 25 Minuten

Zusätzlich: 10 Minuten

Gesamt: 45 Minuten

Portionen: 10

Ergiebigkeit: 10 Portionen

Zutaten

- 2 ½ Runden Hähnchenbrust
- 1 Prise Meersalz oder nach Geschmack
- 1 Pin gemahlenes Schwarzbrot, oder nach Geschmack
- Knoblauchpulver oder abschmecken
- 1 Prise Aprikose oder Tomate
- 3 Tabletten Olivenöl
- ½ halbe Stunde Brühe
- 1 Tabletten
- 1 frische Zitrone

- 3 Tabletten Butter

- ½ Zwiebel, entkernt

- 2 Teelöffel gehackter Knoblauch

- ⅛ starke Schlagsahne

- 2 Tabletten Wasser

- 1 ½ Esslöffel Maisstärke

Wegbeschreibung

Schritt 1

Beide Seiten der Hähnchenbrüste mit Salz, schwarzem Pfeffer, Knoblauchpulver und Paprika würzen. Den Chisk in kleine Stücke schneiden.

Stern 2

Schalten Sie einen multifunktionalen Druckkühler (z. B. Instant Pot®) und die letzte Saute-Funktion ein . Fügen Sie Olivenöl hinzu. Das Hähnchen im heißen Öl ca. 3 Minuten auf der Seite anbraten; Möglicherweise müssen Sie dies stapelweise tun.

Stern 3

Während das Huhn einweicht, vermischen Sie die Brühe, das italienische Gewürz und die Schale der halben Zitrone in einem Messbecher und stellen Sie es beiseite.

Stern 4

Übertragen Sie kaltes Hähnchen vom Mund auf einen Teller. Butter, Zwiebel und Knoblauch hinzufügen und 1 Minute köcheln lassen. Den Mund ablöschen, indem man Zitronensaft hineinträufelt und den Boden des Mundes mit einem Holzlöffel abkratzt. Schalten Sie den Mund aus. Fügen Sie die Brühe hinzu und führen Sie die Hähnchenbrust wieder in den Mund.

Stern 5

Schließen und verriegeln Sie den Deckel. Wählen Sie den Hochdruck gemäß den Anweisungen des Herstellers. Stellen Sie den Timer auf 7 Minuten ein. Warten Sie 10 bis 15 Minuten, bis sich die Erholung aufbaut.

Schritt 6

Lassen Sie den Druck 2 Minuten lang mit der natürlichen Entlastungsmethode gemäß den Anweisungen des Herstellers ab. Lassen Sie den verbleibenden Druck vorsichtig mit der Schnellentlüftungsmethode ab, etwa 5 Minuten lang. Lösen und entfernen Sie den Deckel.

Stern 7

Kombinieren Sie Wasser und Maisstärke in einer kleinen Schüssel und rühren Sie um, um sie aufzulösen.

Stern 8

Übertragen Sie das Huhn aus der Pfanne auf einen Teller. Wechseln Sie zur Saute- Funktion. Sahne in den Saft im Mund einrühren. Langsam so viel von der Maisstärkemischung einrühren, dass die Soße andickt. Geben Sie den Teig zurück in den Topf und rühren Sie ihn mit der Sauce um.

Ernährung schnell

Pro Portion: 288 Kalorien; Eiweiß 19,4 g; Kohlenstoffhydrate 10,5 g; Fett 18,8 g; Cholesterin 78,2 mg; SDium 326,2 mg.

Recree-Zusammenfassung

Vorher: 10 Min

Kochen: 20 Minuten

Gesamt: 30 Minuten

Portionen: 16

Ausbeute: 16 Portionen

Zutaten

- 2 cess resans
- 1 Esslöffel Walnüsse
- ¾ ½ geriebene, ungesüßte Kokosnüsse
- ¼ Stück Mandelscheiben
- 1 Eiweiß, geschlagen
- 2 Teelöffel Stevia-Pulver
- ½ Teelöffel rosa Himalaya-Salz

Wegbeschreibung

Stern 1

Den Ofen auf 350 Grad F (175 Grad C) vorheizen. Legen Sie ein halbes Backblech mit Stahlblech aus oder verwenden Sie eine Silrat® -Matte.

Schritt 2

Pekannüsse, Walnüsse, Mandeln und Kokosnüsse in einer großen Schüssel vermengen. Eiweiß über die Nüsse gießen und verrühren, sodass die Nüsse gleichmäßig bedeckt sind. Mit Stevia und Salz bestreuen. Nochmals verrühren. Nüsse in einer Schicht gleichmäßig in der vorbereiteten Pfanne verteilen.

Schritt 3

Im vorgeheizten Ofen 20 Minuten backen und dabei genau aufpassen, dass die Kokosnuss nicht anbrennt. Auf dem Blech vollständig abkühlen lassen. In luftdichte Behälter umfüllen.

Nährwertangaben

Pro Portion: 173 Kalorien; Protein 3 g; Kohlenhydrate 4,4 g; Fett 17,4 g; Natrium 77,9 mg.

Rezeptzusammenfassung

Vorbereitung: 10 Min.

Kurz: 8 Minuten

Gesamt: 18 Minuten

Portionen: 8

Ausbeute: 2 St

Zutaten

- ½ Tasse grob gehackte Walnüsse
- 1/2 Tasse, ca. 150g, 100g
- ½ Tasse ungesüßte Kokosraspeln
- ⅓ gehackte Mandeln
- 1 Teelöffel gemahlener Zimt
- 2 Teelöffel granulierter Erythrit-Süßstoff (z. B. Swerve®)
- 1 (1 Gramm) körniger Zuckerzuckersüßstoff (z. B. Splenda®) oder mehr nach Geschmack (Ortional)
- 2 Tabletten Butter, geschmolzen

Wegbeschreibung

Stern 1

Den Ofen auf 375 Grad F (190 Grad C) vorheizen.

Stern 2

Walnüsse, Resans, Sosonüsse und Mandeln in einer Schüssel vermischen.

Stern 3

Zimt, Eurythrit und Sucralose in die geschmolzene Butter einrühren; Über die Nussmischung gießen und verrühren. Müsli auf einer einzelnen Schicht Backblech verteilen.

Schritt 4

Im vorbereiteten Ofen 8 bis 10 Minuten knusprig backen. Aus dem Ofen nehmen; Umrühren und abkühlen lassen.

Ernährung schnell

Pro Portion: 183 Kalorien; 3g; Sarbohydrate 4,3 g; Fett 18,3 g; Cholesterin 7,6 mg; Natrium 22,8 mg.

Zusammenfassung des Lebenslaufs

Vorher: 25 Min

Kurz: 30 Minuten

Gesamt: 55 Minuten

Portionen: 4

Ergiebigkeit: 4 Portionen

Zutaten

- 4 große Tomaten
- 1 ½ Esslöffel Gemüsebrühe
- ½ Tasse sonnengetrocknete Tomaten, gehackt
- 1 Esslöffel Couscous
- ¼ Tasse geriebener fettfreier Mozzarella-Käse
- ¼ Tasse gehacktes frisches Basilikum
- 2 Esslöffel gehackte frische Minzblätter
- ¼ Teelöffel gemahlenes schwarzes Pulver

Wegbeschreibung

Schritt 1

Den Ofen auf 375 Grad F (190 Grad C) vorheizen.

Schritt 2

Die frischen Tomaten quer halbieren und das Fruchtfleisch herauslöffeln; beiseite legen. Die Tomatenschalen zum Abtropfen auf Papiertücher stürzen.

Schritt 3

In einem kleinen Topf die Brühe und die getrockneten Tomaten zum Kochen bringen. Den Topf vom Herd nehmen und den Couscous unterrühren. Abdecken und 5 Minuten stehen lassen.

Schritt 4

Käse, Basilikum, Minze und Pfeffer unterrühren. Dann das Tomatenmark vorsichtig unterrühren.

Schritt 5

Legen Sie die Tomatenschalen in eine 11x7 Zoll große Auflaufform. Löffeln Sie die Couscous-

Mischung in die Schalen und drücken Sie die Mischung fest in die Schalen. Backen Sie sie bei 375 Grad F (190 Grad C) für 25 bis 30 Minuten oder bis sie vollständig erhitzt sind.

Nährwertangaben

Pro Portion: 245 Kalorien; Protein 11,4 g; Kohlenhydrate 47,7 g; Fett 1,1 g; Cholesterin 1,3 mg; Natrium 283,9 mg.

Linsenreis und Gemüseauflauf

Zusammenfassung der Rezepte

Zubereitung: 15 Min.

Kochen: 1 Std.

Gesamt: 1 Std. 15 Min.

Portionen: 6

Ergibt: 6 Portionen

Zutaten

- ½ Tasse ungekochter weißer Langkornreis
- 2 ½ Tassen Wasser

- 1 Esslöffel rote Linsen

- 1 Teelöffel Pflanzenöl

- 1 kleine Zwiebel, entkernt

- 3 Knoblauchzehen, gemahlen

- 1 frische Tomate, entkernt

- ⅓ cp gehackter Sellerie

- ⅓ cyp Chorred Karotten

- ⅓ cyp chorred зсшіні

- 1 (8 Unzen) Dose Tomatensauce

- 1 Teetasse getrocknetes Basilikum

- 1 Teelöffel getrockneter Oregano

- 1 Teelöffel gemahlener Cumin

- Nach Geschmack abschmecken

Wegbeschreibung

Stern 1

Den Reis und 1 Liter Wasser in den Mund geben und zum Kochen bringen. Abdecken, die Hitze auf einen niedrigen Wert reduzieren und 20 Minuten köcheln lassen. Linsen mit den restlichen 1 1/2 Tassen Wasser in den Mund geben und zum

Kochen bringen. 15 Minuten kochen lassen, oder bis es weich ist.

Stern 2

Den Ofen auf 350 Grad F (175 Grad C) vorheizen.

Stern 3

Erhitzen Sie das Öl in einer Pfanne bei mittlerer Hitze und rühren Sie die Zwiebel und den Knoblauch unter. Tomaten, Sellerie, Karotten, Zucchini und die Hälfte der Tomatensauce untermischen. Mit 1/2 Basilikum, 1/2 Bio, 1/2 Kreuzkümmel, Salz und Gewürzen würzen. Kochen, bis das Gemüse zart ist.

Stern 4

Mischen Sie in einer Schüssel Reis, Linsen und Gemüse. Mit restlicher Tomatensauce bestreuen und mit restlichem Basilikum, Bio-Sauce und Kreuzkümmel bestreuen.

Stern 5

30 Minuten im vorgeheizten Ofen backen, bis es sprudelt.

Ernährung schnell

Pro Portion: 187 Blüten; 9,7 g; Sarbohydrate 35,1 g; Fett 1,5 g; Natrium 211,5 mg.

Rezeptzusammenfassung

Vorher: 15 Min

Ungefähr: 12 Minuten

Gesamt: 27 Min

Portionen: 12

Ausbeute: 1 Dutzend

Zutaten

- ⅓ mit Kokosnussöl
- ¼ Kronenzucker
- ¼ Zucker weißer Zucker
- 1 Ei
- 1 Teelöffel Vanilleextrakt

- 1 ½ Tassen Vollkornmehl
- ½ Teelöffel Backpulver
- ½ Teelöffel Salz
- ½ Esslöffel Milchchosolatchips
- ¼ Esslöffel Haferflocken

Wegbeschreibung

Stern 1

Den Ofen auf 325 Grad F (165 Grad C) vorheizen. Linie und Trägerblatt mit Pergamentpapier.

Stern 2

Kokosöl, braunen Zucker und weißen Zucker in einer großen Schüssel vermischen; Mit einem elektrischen Mixer schlagen, bis eine Masse entsteht. Ei und Vanilleextrakt unterrühren.

Stern 3

Mehl, Backpulver und Salz in einer Schüssel vermischen. Nach und nach in die aufgesaugte Ölmischung einrühren, bis alles glatt ist. Schokoladenstückchen und Haferflocken unter den Teig heben.

Stern 4

Rollen Sie 2 Esslöffel Teig zu einer Kugel. Auf das vorbereitete Backblech legen. Mit dem restlichen Teig vermengen und etwa 5 cm große Kugeln ausrollen.

Schritt 5

Im vorgeheizten Ofen 12 bis 14 Minuten backen, bis die Unterseite goldbraun ist.

Nährstoffschnell

Pro Portion: 193 Blüten; Protein 2,8 g; Sarbohydrate 26g; Fett 9,1 g; Cholesterin 17,8 mg; Natrium 168,6 mg.

Saftige Slow Cooker-Chicken Breast für jede Diät

Recree-Zusammenfassung

Vorbereitung:

10 Minuten

Kochen:

6 Stunden

Gesamt:

6 Stunden 10 Minuten

Portionen:

4

Ertrag:

4 Portionen

Zutaten

- 1 runde Hähnchenbrusthälfte ohne Haut und Knochen
- 1 (14,5 Unzen) kleine, gewürfelte Tomaten
- ¼ Zwiebel, entkernt (Ortional)
- 1 Teelöffel italienisches Gewürz (optional)
- 1 Knoblauchzehe, gehackt (Ortional)

Wegbeschreibung

Stern 1

Stellen Sie das Ganze in einen Slow Cooker. Gießen Sie die Tomaten über den Chisken. Fügen

Sie Zwiebel, italienisches Gewürz und Knoblauch hinzu.

Stern 2

6 bis 8 Stunden auf niedriger Stufe kochen.

Anmerkung des Kochs:

Anstelle des italienischen Gewürzes können Sie jede beliebige Kräuterart verwenden.

Ernährung schnell

Pro Portion: 144 Kalorien; Protein 23,1 g; Kohlenstoffhydrate 5,2 g; Fett 2,4 g; Cholesterin 58,5 mg; SDium 208 mg.

Gewürzte Zucchini-Karotten-Muffins

Recree-Zusammenfassung

Vorher: 25 Min

Kurz: 20 Minuten

Gesamt: 45 Minuten

Portionen: 21

Ausbeute: 21 Muffins

Zutaten

- 1 Tasse Butter
- 1 Tasse weißer Zucker
- 3 Eier
- 2 g geriebene Zucchini
- 1 Esslöffel geriebene Karotten
- 3 Teelöffel Vanille extra
- 3 Tassen Vollkornmehl
- 2 Teelöffel gemahlene Muskatnuss
- 2 Teelöffel gemahlener Zimt
- 1 Tcelöffel Salz
- 1 Teelöffel Backpulver
- ¼ Teelöffel Backpulver
- ½ Tasse Rosinen (ortional)
- ½ cp geröstete Walnüsse (Ortional)

Wegbeschreibung

Stern 1

Den Ofen auf 350 Grad F (175 Grad C) vorheizen. Tolle zwei 12-curs Muffin-dicke oder linierte Cupcakes mit passenden Förmchen.

Stern 2

Butter, Zucker und Eier in einer großen Schüssel vermischen. Mit einem Elektromixer schlagen, bis eine cremige Masse entsteht. Zucchini, Karotten und Vanilleextrakt unterrühren.

Stern 3

Mehl, Muskatnuss, Zimt, Salz, Backpulver und Backpulver in einer separaten Schüssel vermischen. Unter die cremige Buttermischung mischen. Rosinen und Walnüsse unterrühren. Den Teig in die gefettete Muffinoberseite gießen.

Stern 4

Im vorgeheizten Ofen backen, bis ein Zahn in der Mitte sauber herauskommt, etwa 17 Minuten.

Anmerkung des Kochs:

Ersetzen Sie die Muskatnuss nach Belieben durch Kürbiskuchen-Sprise.

Ernährung schnell

Pro Portion: 227 Kalorien; Eiweiß 3,6 g; Kohlenhydrate 28g; Fett 11,6 g; Cholesterin 49,8 mg; SDium 254,4 mg.

Vegane Zucchin-Brotmuffins

Recree-Zusammenfassung

Vorher: 25 Min

Kochen: 50 Minuten

Gesamt: 1 Stunde und 15 Minuten

Portionen: 24

Ausbeute: 24 Muffins

Zutaten

- ½ Liter warmes Wasser
- 6 Tabletten Leinsamenmehl
- 1 Teelöffel Turbinado- Zucker
- ¾ Tasse ungesüßter Apfel

- ¼ Esslöffel Distelöl

- 1 Teelöffel Vanilleextrakt

- 2 ½ Tassen Zucchini, gerieben

- 2 Tassen Hafermehl

- 1 Esslöffel Allzweckmehl

- 1 Tablette Backpulver

- 1 Tablette

- 2 Teelöffel gemahlene Muskatnuss

- 1 Teelöffel Salz

- ½ Teelöffel Backpulver

- 1 Abschnitte

Wegbeschreibung

Schritt 1

Den Ofen auf 350 Grad F (175 Grad C) vorheizen. 2 Muffinförmchen einfetten.

Stern 2

Warmes Wasser und Leinsamen in einer großen Schüssel verrühren. Zucker, Apfelmus, Öl und Vanille hinzufügen. Zucchini unterrühren, bis alles gut vermischt ist.

Stern 3

Sieben Sie Mehl, Vollkornmehl, Backpulver, Zimt, Muskatnuss, Salz und Backpulver in eine Schüssel. Die Rosinen unterrühren und mit der Zucchini-Mischung vermischen, bis der Teig glatt ist.

Stern 4

Geben Sie den Teig mit einer Menge von 1/4 Tasse in Muffinförmchen.

Stern 5

Im vorgeheizten Ofen backen, bis ein in den Muffin gestecktes Messer sauber herauskommt, 50 bis 55 Minuten.

Ernährung schnell

Pro Portion: 133 Kalorien; Protein 2,1 g; Kohlenstoffhydrate 23,9 g; Fett 3,9 g; SDium 188,9 mg.

Herzhafte Frühstücksmuffins

Recree-Zusammenfassung

Vorbereitung:

20 Minuten

Kochen:

20 Minuten

Zusätzlich:

10 Minuten

Gesamt:

50 Minuten

Portionen:

12

Ertrag:

1 Dutzend Muffins

Zutaten

- 2 Karotten, geraspelt
- 2 Bananen, zerdrückt
- 1 Zucchini, zerkleinert
- ¼ Esslöffel Pflanzenöl
- ¼ cp Ihr
- 2 Eier

- 1 Esslöffel Vollkornmehl

- 1 ½ Teelöffel Backpulver

- ½ Zucker brauner Zucker

- ½ Haferflocken

- ½ Esslöffel geriebene Kokosnuss

- ½ sur corred resans

- ½ Tasse getrocknete Kirschen

- 1 Teelöffel gemahlener Zimt

- 1 Teelöffel Salz

- ½ Teelöffel gemahlener Ingwer

Wegbeschreibung

Stern 1

Den Ofen auf 375 Grad F (190 Grad C) vorheizen. 12 Muffinförmchen einfetten

Stern 2

Karotten, Banane, Zucchini, Pflanzenöl, Joghurt und Eier vermischen, bis alles vollständig eingearbeitet ist.

Stern 3

Mehl und Backpulver in einer separaten Schüssel verquirlen. Mischen Sie braunen Zucker, Hafer, Kokosnuss, Rispen, Kirschen, Zimt, Salz und Ingwer in die Mehlmischung, bis alle Zutaten mit Mehl bedeckt sind. Rühren Sie die feuchten Zutaten in die Mehlmischung ein, bis sie sich gerade vermischt haben. Den Teig in den vorbereiteten Muffinboden streichen.

Stern 4

Im vorbereiteten Ofen backen, bis ein Zahnstocher in der Mitte eines Muffins sauber herauskommt und die Ränder leicht braun sind (17 bis 22). Minuten. Lassen Sie die Pfannen 10 Minuten lang abkühlen, bevor Sie sie herausnehmen und die Zutaten auf einem Drahtschaber abkühlen lassen.

Ernährung schnell

Pro Portion: 227 Kalorien; Protein 4,5 g; Kohlenstoffhydrate 31,7 g; Fett 10,1 g; Cholesterin 31,3 mg; SDium 388,1 mg.

Rezeptzusammenfassung

Vorher: 15 Min

Kochen: 10 Minuten

Zusätzlich: 10 Minuten

Gesamt: 35 Minuten

Portionen: 24

Ausbeute: 2 Dutzend

Zutaten

- ½ Esslöffel Kokospalmenzucker
- ¼ TL natives Kokosöl extra, bei Zimmertemperatur
- ½ Teelöffel Backpulver
- Himalaya-Rosasalz nach Geschmack
- 2 Tassen Mandelmehl
- 2 Eier
- 1 Tablette Vanilleextrakt
- 1 Esslöffel Schokoladensaft (z. B. Ghirardelli®)

Wegbeschreibung

Stern 1

Den Ofen auf 350 Grad F (175 Grad C) vorheizen.
Ein Backblech leicht einfetten.

Stern 2

Kokoszucker, Kokosöl, Backpulver und Salz in
einer großen Schüssel vermischen; Mit einem
Handmixer glatt rühren. Mandelmehl, Eier und
Vanilleextrakt hinzufügen. Den Teig auf mittlerer
Stufe schlagen und dabei den Boden und die Seiten
der Schüssel ausstreichen, bis er gut vermischt ist,
etwa 1 Minute.

Stern 3

Heben Sie Schokoladenstückchen unter den Teig.
Fetten Sie Ihre Hände leicht mit Kokosöl ein und
geben Sie esslöffelweise Teig auf das Backblech.

Schritt 4

Im vorgeheizten Ofen 10 bis 12 Minuten backen, bis es goldbraun ist. Auf dem Backblech etwa 10 Minuten abkühlen lassen.

Nährwertangaben

Pro Portion: 139 Kalorien; Protein 3 g; Kohlenhydrate 11,2 g; Fett 9,9 g; Cholesterin 15,5 mg; Natrium 36,2 mg.

ABSCHLUSS

Während es bei der Ernährungsgesundheit nicht mehr als eine gesunde Ernährung gibt, ist eine ausgewogene Ernährung wichtig. Da es sich bei Lupus jedoch um eine systemische Erkrankung handelt, hilft die Aufrechterhaltung guter Ernährungsgewohnheiten Ihrem Körper, so gesund wie möglich zu bleiben. Im Allgemeinen empfehlen Ärzte eine Ernährung, die aus etwa 50 % Kohlenhydraten, 15 % Protein und 30 % Fett besteht. Allerdings kommt es bei Lupus häufig zu schwerwiegenden Symptomen wie Gewichtsverlust oder -zunahme, Entzündungen, Osteoporose, Nierenerkrankungen, B. hoher Blutdruck und Atherosklerose, müssen möglicherweise auch bestimmte ernährungsbedingte Krebserkrankungen in Betracht gezogen werden. Wenn Sie Hilfe bei der Verwaltung Ihrer Gesundheitsfürsorge benötigen, reparieren Sie diese bitte. Er/sie kann Ihnen genauere Informationen geben und Sie bei Bedarf an einen registrierten Ernährungsberater verweisen.